Michel Lejoyeux
Gut gelaunt durch die vier Jahreszeiten

MICHEL LEJOYEUX

Gut gelaunt durch die vier Jahreszeiten

Was bei Winterblues und Frühjahrsmüdigkeit hilft

Aus dem Französischen von Susanne Reinker

PIPER

Mehr über unsere Autoren und Bücher:
www.piper.de

MIX
Papier aus verantwor-
tungsvollen Quellen
FSC® C083411

ISBN 978-3-492-06102-5
© 2016 by Editions Jean-Claude Lattès
Titel der Originalausgabe: »Les 4 saisons de la bonne humeur«
© der deutschsprachigen Ausgabe: Piper Verlag GmbH, München 2018
Satz: Kösel Media GmbH, Krugzell
Gesetzt aus der Adobe Garamond Pro
Illustrationen: Sven Binner
Litho: Lorenz & Zeller, Inning am Ammersee
Druck und Bindung: CPI books GmbH, Leck
Printed in Germany

Inhalt

Schließlich ist die beste Art, über das, was man liebt, zu sprechen, wenn man es leichthin tut.

Albert Camus

Einleitung

Lerne lächeln, und das Leben lächelt dich an. Glück in der Liebe, frohes Familienleben, Gesundheit bis ins hohe Alter – und das alles soll nur eine Frage der Laune sein? Zugegebenermaßen klingt diese Weisheit, als sei sie geradewegs einem Glückskeks entsprungen. Doch inzwischen wurde dieser Zusammenhang sogar zwischen Stimmung und *Gehaltsniveau* nachgewiesen. Da lohnt es sich glatt, täglich ein bisschen Zeit in die aktive Gemütspflege zu investieren. Denn entgegen anderslautenden Überzeugungen wird man weder zur Frohnatur geboren noch zum Trauerkloß; die innere Verfasstheit ist keine Frage der Gene oder des Zufalls. Deshalb ist Niedergeschlagenheit auch kein unentrinnbares Schicksal. Stattdessen hängt unsere Stimmung in erstaunlichem Maße von unseren guten und weniger guten Gewohnheiten ab. Und auch von unserer allgemeinen Lebenseinstellung.

Meine beruflichen und persönlichen Erfahrungen bestätigen das jeden Tag aufs Neue. Wer nicht gerade an tiefem Seelenkummer oder einer richtiggehenden psychischen Erkrankung leidet – die diagnostiziert und entsprechend behandelt werden kann –, kann seinen Launepegel ohne Weiteres in die Höhe treiben. Und zwar ganz ohne fremde

Hilfe, nur mit ein paar simplen Übungen, die für ein fittes Gehirn und möglichst viele gute Gefühle sorgen.

Nach der Veröffentlichung meines ersten Buches *Tout Déprimé est un bien portant qui s'ignore* (»Warum depressive Menschen gut drauf sind, ohne es zu wissen«) erhielt ich zahlreiche Zuschriften von Leserinnen und Lesern, die meine ärztlichen Tipps in Sachen Stimmungspflege erfolgreich beherzigten. Sie befolgten die im Buch beschriebenen Anleitungen und fühlten sich dadurch ausgeglichener und glücklicher.

Seitdem wurde ich von Patienten und Zuhörern meiner Vorträge immer wieder um weitere Ratschläge, Anregungen und wissenschaftliche Erklärungen gebeten. Also vertiefte ich mich erneut in die neuesten Forschungsergebnisse. Und davon gibt es jede Menge: Die Entwicklung stimmungsaufhellender Strategien ist inzwischen eine Wissenschaft für sich, die erstaunliche Resultate erzielt. Neue Studien zeigen bisher unbekannte Wege auf, Frust und Durchhänger ganz ohne Medikamente oder sonstige Hilfsmittel dauerhaft zu vermeiden. Die wissenschaftlichen Erkenntnisse über die Bedeutung stabil guter Laune sind brandaktuell, aber noch kaum bekannt. *Gut gelaunt durch die vier Jahreszeiten* wird Ihnen dieses Wissen vermitteln. Die entsprechenden Fakten sind mehrheitlich überraschend, oft amüsant und hoffentlich auf alle Fälle nützlich.

Unser Verständnis der Zusammenhänge zwischen Gehirn und Gemüt ist im Umbruch begriffen. Inzwischen hat sich herumgesprochen, dass persönliches Wohlbefinden nun wirklich nicht davon abhängt, wie streng man daheim auf dem Sofa mit sich selbst ins Gericht geht und über sein

Leben und weiteres Schicksal grübelt. Eindeutig sinnvoller ist es, die Produktion körpereigener Wohlfühlhormone anzukurbeln und so *aktiv* die Stimmung ins Plus zu drehen. Etwa durch Nahrungsmittel mit natürlichem Anti-Frust-Effekt, clevere Fitnessprogramme, Gehirntraining und sogar auch – ist das nicht sensationell? – durch Musikgenuss und Museumsbesuche.

Fazit: Mithilfe einiger einfacher Regeln können wir unsere Gemütslage genauso pflegen wie Herz und Kreislauf. Garantiert anstrengungsfrei. Und garantiert mit beachtlichem Spaßfaktor.

Drei Geheimnisse in Sachen gute Laune

Wir können unsere Gefühle aktiv beeinflussen. Diese Tatsache ist zwar wenig bekannt, spielt aber nichtsdestotrotz eine wichtige Rolle. Und zwar sowohl in der Medizin als auch in unserem Alltagsleben. Da trifft es sich gut, dass uns in diesem Bereich unglaublich viele Strategien zur Verfügung stehen. Obwohl uns das aktuelle Weltgeschehen tagtäglich mit besorgniserregenden bis schrecklichen Ereignissen konfrontiert, können wir jederzeit die gehirninterne Fabrikationsanlage anwerfen, die für die Produktion natürlicher Antidepressiva zuständig ist. Fakt ist: Wenn wir unsere Lebens- und Denkweise verändern, verändern wir damit auch die Zusammensetzung der Hormone im Gehirn. Und Sie werden sehen, es ist gar nicht so schwer, den Pegel des Stresshormons Adrenalin zu senken und stattdessen die Ausschüttung des »Glückshormons« Serotonin zu steigern.

Hier nun also die drei Geheimnisse in Sachen gute Laune: *Die Stimmungslage ist keine reine Kopfsache.* Sie hängt nicht nur vom Gemüt ab, und sie beeinflusst nicht nur das Gehirn, sondern alle Körperorgane. Gute Laune schützt vor Depression, Demenz und Herzerkrankungen. Sie vermindert Schmerzempfinden, Ansteckungsrisiko und Entzündungsgefahr. Ein pfleglicher Umgang mit dem Körper hebt wiederum die Stimmung, von der täglichen Zahnpflege über eine ausgewogene Ernährung bis zur körperlichen Bewegung, die uns mit der Ausschüttung natürlicher Antidepressiva belohnt. *Die Stimmungslage ist keine Frage der Persönlichkeit.* Gute Laune ist genauso wenig angeboren wie schlechte Laune. Keine noch so schwierige Kindheit, Familiengeschichte oder Lebenssituation verdammt einen Menschen zu chronischem Trübsinn. Schon mithilfe kleiner Alltagsveränderungen können wir unsere Stimmung steigern und sogar Schwung und Motivation sicher über Durchhänger hinwegretten. *Dank neuer Erkenntnisse über die Funktion des Gehirns können wir aktiv an unserem Laune-Pegel arbeiten.* Bahnbrechende Studien liefern wissenschaftliche Erklärungen für Weisheiten, die bis dato weitgehend dem gesunden Menschenverstand zugeschrieben wurden. So gibt es inzwischen hinreichend Belege dafür, dass Musik, Vitamine, Mienenspiel und sogar die Tellerfarbe Auswirkungen auf die neuronalen Verbindungen im Gehirn haben. Und Forscher erkennen allmählich, wie die Gute-Laune-Substanzen im Gehirn selbst auf kleinste Veränderungen von Verhaltens-, Schlaf- und Ernährungsgewohnheiten reagieren.

In diesem Buch werde ich Ihnen die Forschungsergebnisse vorstellen, die sich am einfachsten auf das Alltagsleben übertragen lassen. Und falls Sie mehr wissen wollen: Im Anhang sind alle wissenschaftlichen Quellen genau verzeichnet.

Gute Laune und die Folgen

Wenn ich Sie zum Aufbau und Erhalt möglichst stabil guter Laune anrege, meine ich damit einen Zustand allgemeiner körperlicher und geistiger Harmonie. Der französische Psychiater Jean Delay beschrieb diesen Zustand, zusammengefasst formuliert, als Wohlgefühl, das weder von Vergangenheitsgrübelei noch von Zukunftsängsten allzu sehr beeinträchtigt wird. Gute Laune verleiht dem Leben einen angenehmen Grundton. Und sie kann noch viel mehr:

Gesundheit: Gute Laune vermindert die Infektionsgefahr und hält die Gefäße elastisch. Sie erhöht die Lebenserwartung, reduziert Blutzuckerspiegel und Diabetesrisiko und senkt den Blutdruck. Im Krankheitsfall beschleunigt sie den Heilungsprozess.

Selbstbild: Gut gelaunte Menschen haben ein stabiles Selbstwertgefühl oder finden sich wenigstens ganz okay, ohne ständig mit sich selbst zu hadern. Weder neigen sie zu permanenten Selbstvorwürfen, noch grübeln sie ständig darüber, was sie alles verpatzt oder verpasst haben.

Fremdbild: Familie, Freunde, Kollegen, Bekannte – sie alle fühlen sich wohler in Gesellschaft kommunikativer, heiterer Menschen. Frohsinnige Zeitgenossen haben vielfältigere Beziehungen und werden freundlicher behandelt. Das Paar- und Familienleben ist einfacher und angenehmer. Wir unterhalten uns leichter und besser mit gut gelaunten Menschen, weil wir nicht befürchten müssen, sie unversehens zu verstimmen oder zu verärgern. Die schlechten Witze selbst ernannter Stimmungskanonen sind zwar manchmal nur schwer zu ertragen. Trotzdem sind wir letztlich lieber mit Leuten zusammen, die uns zum Lachen bringen, als mit Sauertöpfen, die bis zum Abwinken ihr gesamtes Unglück vor uns ausbreiten.

Lebensgefühl: Zugespitzt formuliert, besteht der größte Unterschied zwischen einer glücklichen und einer glücklosen Existenz in dem Blickwinkel, aus dem man sie betrachtet. Ein optimistischer, tendenziell gut gelaunter Mensch wird sein Leben immer für reicher und erfüllter halten als ein pessimistischer, tendenziell niedergeschlagener Charakter, selbst wenn Letzterer es zu Reichtum, Liebeswonnen und gesellschaftlichen Ehren gebracht hat. In meiner Sprechstunde wird mir das immer wieder bewusst. Nachdem ein Patient eine depressive Phase überstanden hat, sieht er sich selbst auf einmal ganz anders. Er ändert seine Meinung über Dinge und Ereignisse, die er noch kurz zuvor für die größten Fehler seines Lebens hielt. Sobald es ihm besser geht, erkennt er vermeintliche Schicksalsschläge als Etappen eines Parcours, dank dessen er sich weiterentwickeln konnte. Und er kann sich auf einmal auch wieder an Erfolgserlebnisse erinnern, die er schlicht vergessen hatte, als er noch im Stimmungsloch feststeckte.

Der Lebensmotor Wunsch – Wunscherfüllung – Wohlgefühl – Wunsch nach mehr: Gute Laune ist ein zentraler Impulsgeber und damit ein Lust-Macher allererster Güte. Lust, morgens überhaupt erst aufzustehen. Sich zu verlieben, zu lieben, sich neu zu verlieben, zu flirten, einen neuen Nachbarn anzusprechen, zu tanzen, erotisch aktiv zu werden. Lust zu arbeiten, sich zu amüsieren, ins Kino zu gehen, zu lesen. Körper, Gedächtnis und Zuhause in Schuss zu halten. Lust, Projekte zu entwickeln, voranzutreiben und zu verwirklichen. Und zusätzlich zur Lust *darauf* gibt's als Krönung auch den Spaß *daran*. Das Ganze ist eine *Win-win*-Situation: Wir haben ein paar gute Ideen für unser eigenes Leben oder das unserer Lieben und sind bereit, sie auch umzusetzen. Und wenn wir uns dann ans Werk machen, fühlt sich das ziemlich gut an.

Kreativität: Längst nicht alle schöpferischen Menschen sind von Natur aus unglücklich. Das ist ein Mythos, hochgehalten von Depressionsphilosophen, die einen tieferen Sinn in diesem Gemütszustand zu erkennen glauben und dabei oft selbst depressiv sind. Tatsache ist: Wir sind kreativer und produktiver, wenn der Laune-Pegel stimmt. Das bestätigen Schriftsteller, Maler und Musiker, die eine Depression durchlebt haben. In diesem Zustand denken Künstler viel nach. Doch sie beginnen erst wieder zu arbeiten, wenn sie aus dem Stimmungstief herausfinden. Gute Laune lässt die Ideen sprudeln und verleiht die nötige Lust und Beherztheit, sie auszusprechen, aufzuschreiben oder aufzuzeichnen. Es braucht eine ordentliche Dosis Überschwang und Optimismus, um etwas Neues anzufangen. Aber wer die aufbringt, wird mit guten Gefühlen belohnt.

Energie: Gute Laune ist unsere wichtigste Energiequelle. Kaum etwas macht so müde wie eine depressive Phase, da ist es jeden Versuch wert, die Laune wieder auf Vordermann zu bringen, um zum alten Schwung zurückzufinden. Wenn die Stimmung stimmt, spricht, denkt und läuft man schneller. Ein Optimist benötigt für jede Geste weniger Kraft als ein Pessimist. Gesundheitsbewusste Menschen verordnen sich Training, um ihren Körper fit zu halten. Doch zur Pflege der eigenen Gemütslage muss auch das Gehirn regelmäßig trainiert werden, damit es brav energiespendende Botenstoffe ausschüttet. Ein gut gelauntes Gehirn produziert insbesondere:

o *Dopamin,* das bewegungs- und kreativitätsfördernd wirkt, motiviert und neugierig macht;
o *Serotonin,* das unser Glücksempfinden steigert und Ängste reduziert;
o *Endorphine,* das sind körpereigene Morphine, die Wohlgefühle erzeugen.

Erfolg: Wer mit einer positiven Erwartungshaltung an das Leben herangeht, hat mehr Erfolg in Beruf und Privatleben. Ganz egal ob im Urlaub oder im Familienalltag – wenn wir das Beste erwarten, haben wir gute Chancen, dass es auch so kommt. Auf diese Dynamik gibt es zwar keine Garantie. Doch wenn die mentale Grundeinstellung stimmt, können wir schöne Momente und glückliche Gelegenheiten zumindest wahrnehmen und bewusst genießen. Diese Fähigkeit, eine positive Erwartungshaltung aufzubauen, ist stimmungsabhängig. Insofern ist gute Laune eine selbsterfüllende Prophezeiung. »Die Hoffnung kann Berge versetzen«, heißt es im Volksmund. »Wer hofft, gewinnt«, bestätigt nun die moderne Psychologie.

Leben im Hier & Jetzt: Furchtsame Gemüter haben Angst vor der Zukunft, depressive Charaktere hadern mit der Vergangenheit. Um sich völlig auf die *Gegenwart* einlassen zu können, ist ein gewisser Laune-Pegel erforderlich. Und den können wir sogar über unsere Mimik nach oben treiben: Wer lächelt – selbst wenn es ein bemühtes Lächeln ist – macht sich weniger Selbstvorwürfe wegen vergangener Fehltritte und fühlt sich von der Zukunft weniger bedroht.

Glück? Gute Laune und Gesundheit sind besser!

Wahrscheinlich sind Sie genauso beeindruckt wie ich von all den Büchern und Philosophen, die uns vollkommenes Glück und immerwährende heitere Gelassenheit verheißen. Ich für mein Teil würde diesen Gipfel persönlicher Erfüllung auch herzlich gerne erklimmen. Doch leider gelingt mir das nur ansatzweise. Und offen gestanden bin ich sowieso der Ansicht, dass für meine Lieben, meine Patienten und auch für mich selbst eine gute Gesundheit mindestens genauso wichtig ist.

Wenn »Glück« ein kaum erreichbarer Idealzustand ist, schlage ich Ihnen doch lieber ein bescheideneres, dafür aber wesentlich realistischeres Ziel vor: eine Lebensweise, die gesund ist für Gehirn und Gemüt.

Die Medizin definiert »Gesundheit« als reibungsloses, weitgehend krankheits- und schmerzfreies Funktionieren des Körpers. Analog dazu ist gute Laune ein Zeichen für ein gesundes Gemüt: Es ist weitgehend angst- und frustfrei und neigt auch nicht zu übermäßiger Verärgerung. Natürlich ist dieser Zustand nicht gleichbedeutend mit dem Nirwana, mit vorbildlicher zenmäßiger Gelassenheit oder dem Ideal dauerhaften Glücks. Selbst sonnige Naturen können unter belastenden Ereignissen leiden, Tränen vergießen, Angst empfinden, sich langweilen oder spontan aus der Haut fahren. Doch sie sind stabiler und belastbarer und daher stimmungsmäßig schneller wieder auf dem Damm.

»Glück« als Begriff und Vorstellung spielt in der Psychologie eine Rolle, aber auch in Kunst, Dichtung und Spiritualität. Die großen Philosophen und Mystiker beschreiben Glück am besten. Für sie ist es gleichbedeutend mit der Befriedigung unserer Bedürfnisse und der Erfüllung unserer offen geäußerten wie geheimen Wünsche. Euphorie, Erfolg, Freude an einer als sinnvoll empfundenen Existenz – das alles ist in ihrer Vorstellung von Glück vereint.

Ich möchte Sie mit diesem Buch dazu anregen, Ihrer

Stimmung möglichst viel Gutes zu tun. Denn gute Laune ist nach meiner Überzeugung die wichtigste Voraussetzung für ein möglichst glückliches, weitgehend angst-, stress- und frustfreies Leben. Und das beginnt im Kleinen: Es ist wesentlich einfacher, Gesundheit und Gemüt regelmäßig Gutes zu tun, als sich auf die Suche nach immerwährender Glückseligkeit zu machen. Nicht jeder gut gelaunte Mensch hat das Glück für sich gepachtet. Aber glückliche Menschen sind immer gut gelaunt.

Lässt sich der Laune-Pegel messen?

Die moderne Medizin kann den Gemütszustand genauso gut untersuchen wie den Zustand der Organe. Ihr stehen zahlreiche Evaluierungs- und Diagnosemethoden zur Verfügung, ob es nun um Erkrankungen der Lunge, des Gehirns oder der Seele geht. Fachärzte sind inzwischen in der Lage, Existenz und Ausmaß einer Angst-, Stress- oder Depressionserkrankung nachzuweisen und zu vermessen. Sie können sogar Ihren persönlichen Pessimismus-Index berechnen und den Grad Ihrer Anfälligkeit für Misstrauen und Minderwertigkeitskomplexe beziffern.

Wesentlich schwerer tun sich Medizin wie klassische Psychologie hingegen mit der Erfassung des Grads an »Normalität« im Sinne von »Abwesenheit von Leid«. Es gibt keine seriöse wissenschaftliche Methode, mit der sich »Nicht-Hadern« oder »Nicht-Niedergeschlagenheit« vermessen ließen.

Das einzig halbwegs taugliche Messverfahren in diesem Bereich ist die HADS, *Hospital Anxiety and Depression Scale,* ein Fragebogenverfahren, mit dem sich Angst, Depressivität und eben auch die Stimmungsstabilität erfassen lassen. Die erste der insgesamt 14 Selbstaussagen lautet: Ich bin gut gelaunt: a) Nie – 3 Punkte; b) Selten – 2 Punkte; c) Manchmal – 1 Punkt; d) Oft – 0 Punkte. Und? Wie lautet *Ihre* spontane Einschätzung? So oder so liefert sie Ihnen einen ersten Anhaltspunkt für Ihre aktuelle Gemütslage. Die weiteren Aussagen des Tests dienen dazu, sie möglichst genau zu erfassen. Im Idealfall erreichen Sie nicht mehr als sieben Punkte.

So gut ist es um Ihre Laune offenbar nicht bestellt? Auch kein Grund zur Sorge. Mithilfe der in diesem Buch versammelten Anregungen wird es Ihnen garantiert gelingen, Ihren Stimmungspegel bedeutend zu erhöhen.

Angelehnt an den HADS-Test würden die restlichen 13 Aussagen eines Menschen, der *nicht* an Ängsten oder Depressionen leidet, so lauten:

Ich fühle mich selten bis nie angespannt oder gestresst.
Ich kann mich an den Dingen des Lebens nach wie vor erfreuen.
Ich habe keine Angst, dass mir etwas Furchtbares passieren könnte. Und wenn es doch passieren sollte, mache ich mir darüber zumindest jetzt keine Gedanken.
Ich lache oft und gerne, und ich sehe an allem auch die guten Seiten.
Ich mache mir nur selten Sorgen.
Ich habe kein Problem damit, einfach friedlich dazusitzen, nichts zu tun und mich zu entspannen.
Ich habe kaum je das Gefühl, wie gelähmt zu sein.

Ich achte auf mein Äußeres.
Ich fühle mich selten rastlos.
Ich freue mich darauf, bestimmte Dinge zu tun.
Ich habe keine diffusen Angstgefühle, die mir ganz komisch
auf den Magen schlagen.
Ich gerate selten bis nie plötzlich in Panik.
Ich kann mich regelmäßig an einem guten Buch erfreuen
und mich auf Radio- und Fernsehsendungen problemlos
konzentrieren.

Gut gelaunt durch jede Jahreszeit

Dieses Buch hält für jede Jahreszeit spezielle Gute-Laune-Strategien bereit. Mit gutem Grund: Im Winter kleidet man sich nicht nur anders, man kümmert sich auch anders um seine Gesundheit als im Sommer. Gemüt und Gehirn durchlaufen ähnliche Zyklen wie ein Garten. Egal ob es um die Erzeugung von Obst und Gemüse geht oder um die Erzeugung guter Gefühle – immer sind ein paar simple Faustregeln zu beachten. Reflexions-, Planungs-, Arbeits- und Erholungsphasen sollten dem Rhythmus der Jahreszeiten genauso folgen wie Aussaat und Ernte.

Und noch eine weitere Parallele existiert zwischen dem Gemüt und einem gut gepflegten Garten: Kunstdünger ist nicht vonnöten. Denn das Gehirn hat eine überraschende Vielfalt natürlicher Ressourcen zur Verfügung.

So können Sie zu jeder Jahreszeit auf die passenden Gesundheitsmaßnahmen zurückgreifen. Probieren Sie sie doch einfach mal aus:

Gute-Laune-Nahrung: Bestimmte in Obst und Gemüse enthaltene Vitamine fördern im Gehirn die Ausschüttung von Botenstoffen, die Wohlgefühl hervorrufen. *Gute-Laune-Übungen:* Spezielle physische und künstlerische Aktivitäten bringen Körper und Geist in Schwung. *Gute-Laune-Einstellungen:* Positive Emotionen sind nicht zuletzt das Ergebnis positiver Denkweisen, Kommunikationsmuster und Lebenseinstellungen.

Hier nun also mein Vorschlag: Wenn das neue Jahr wieder vor der Tür steht, belassen Sie es nicht dabei, Ihren Lieben und sich selbst alles Gute zu *wünschen.* Lernen Sie lieber, wie sich dieser Wunsch realisieren lässt. Mit ein bisschen Übung können Sie ganz erheblich Ihre Chancen steigern, Pläne und Wünsche vom kleinen Alltagsbedürfnis bis zum großen Traum in die Tat umzusetzen. Und zwar indem Sie langsam, aber sicher eine Positivspirale aus Gesundheit, Optimismus und Wohlgefühlen in Bewegung setzen. Diese Positivspirale ist meiner Erfahrung nach das beste Mittel gegen depressive Stimmung.

Gut gelaunt durch den Winter

»In den Tiefen des Winters erfuhr ich schließlich, dass in mir ein unbesiegbarer Sommer liegt.«

Albert Camus

»Das Wetter und meine Laune haben wenig miteinander zu tun. Ich trage meinen Nebel und meinen Sonnenschein im Innern.«

Blaise Pascal

Die kalte Jahreszeit eignet sich hervorragend für ein erstes Aufbauprogramm in Sachen Laune und Gesundheit. Zum Jahreswechsel wünschen wir einander ohnehin alles Gute, fassen gute Vorsätze und schmieden neue Pläne. Gleichzeitig sind wir aufgrund widriger Wetterverhältnisse oft daheim und haben reichlich Zeit für Selbstreflexion und mitunter heftige Selbstkritik. Hochgefühle haben erst im Frühjahr wieder Saison. Der französische Philosoph Alain Chartier muss an den Winter gedacht haben, als er schrieb: »Pessimismus ist eine Sache der Veranlagung, Optimismus hingegen eine Frage des Willens.« Die Tage sind kurz und trübe, da liegen depressive Verstimmungen quasi in der Luft, und es kostet einige Willensanstrengung, die eigene Laune hochzuhalten. Das Ganze ist ein täglicher Kampf – den Sie aber leicht gewinnen können.

Am besten verabschieden Sie sich als Erstes von der weitverbreiteten Vorstellung, im Winter sei man zwangsläufig niedergeschlagen, müde und schlecht gelaunt. Denn winterliche Durchhänger sind kein unentrinnbares Schicksal. Nur Menschen, die im Winter an ausgeprägten körperlichen und psychischen Symptomen leiden, sind tatsächlich von einer saisonal-affektiven Störung betroffen. Doch die sogenannte Winterdepression ist selten. Insofern hat die Öffentlichkeit etwas vorschnell aus einigen medizinisch diagnostizierbaren Krankheitsfällen geschlossen, in der kalten Jahreszeit sei Trübsinn quasi von Natur aus allgemein verbreitet. Dabei ist niemand zur Schwermut verdammt, bloß weil es regnet, schneit oder nie richtig hell wird. Die Statistik spricht eine eindeutige Sprache: Im Winter kommt es regelmäßig zu Grippeepidemien und einem deutlichen Anstieg von Atemwegserkrankungen – doch eine Depressionswelle wurde bisher noch nie verzeichnet. Psychologen und Psychiater haben weder in ihren Sprechstunden noch im Krankenhaus mit einem Patientenansturm zu kämpfen, sobald die Tage kürzer werden. Und auch vor meiner Praxis bilden sich im November keine Warteschlangen. Wir leiden an Lichtmangel, Kälte und taub gefrorenen Fingern und halten das für eine Depression im medizinischen Sinne. Doch sofern Sie nicht nachweislich an einer saisonal-affektiven Störung leiden und entsprechend medizinisch behandelt werden, benötigen Sie keine Antidepressiva, um über den Winter zu kommen, und auch keine Stärkungsmittel oder »Aufheller«. Die hier nachfolgend beschriebenen winterspezifischen Übungen reichen zur Stimmungssteigerung vollkommen aus.

Auf meiner persönlichen Hitliste in Sachen Aufbau und Erhalt guter Laune stehen ganz oben die Nahrungsmittel, mit denen sich Melancholie und Schwermut jahreszeitlich bedingt am besten bekämpfen lassen. Aktuelle ernährungswissenschaftliche Studien geben Aufschluss darüber, welche Früchte, Gemüse und Fische in der kalten Jahreszeit von besonderem Vorteil sind. Darüber hinaus helfen uns auch bestimmte Prinzipien und Lebenseinstellungen, innerlich warm und gut gelaunt über den Winter zu kommen.

Winterkur für den Körper

Was sich aus dem irischen Winter lernen lässt

Hat das Winterwetter tatsächlich Einfluss auf unsere Stimmung? Noch bis vor Kurzem war diese Frage gar nicht so einfach zu beantworten. Es gab lediglich einige beunruhigende Fallgeschichten, die jedoch nie systematisch unter wissenschaftlichen Gesichtspunkten untersucht wurden. Beispielsweise führte chronischer Mangel an Sonnenlicht einmal dazu, dass Forscher auf dem Weg zum Nordpol kollektiv den Verstand verloren und einander am Ende gegenseitig niedermetzelten. Doch außerhalb der Pole und der Gegenden, in denen die Polarnacht herrscht, ist ein Zusammenhang zwischen Wetterlage und Stimmung bisher nicht nachgewiesen.

In Irland wurden die Folgen des Winters für unsere Gesundheit am gründlichsten erforscht. Wer sich den irischen Winter vorstellt, hat in der Regel sturmgepeitschte Küsten, Gischtfontänen und meterhohe Wellen vor Augen und geht davon aus, dass die Einheimischen sich zwangsläufig daheim verbarrikadieren. Doch dann beschlossen ein Geograf und ein Psychologe, sich mit dem Thema ernsthaft zu befassen. Gemeinsam entwickelten sie eine Methode, um die Auswirkungen des extremen Klimas auf Gesundheit und Stimmungspegel wissenschaftlich zu vermessen. Mitten im graukalten Dezember kamen sie auf die Idee, sich einmal genauer anzuschauen, inwiefern die winterlich-widrigen Wetterverhältnisse in Irland die Laune der Iren nach unten ziehen. Schlägt ihnen der Eisregen, der aufs Dach prasselt, tatsächlich auch auf die Stimmung?

In der Folge konstruierten die beiden Forscher für ihr Projekt ein wissenschaftliches Fundament (das sie wahrscheinlich bei einem Glas Guinness oder Whiskey erdachten ...). Sie unterteilten Irland in 3155 Gebiete. In jeder Ortschaft registrierten sie fünf Jahre lang Durchschnittstemperatur, Extremtemperatur, Windstärke und Niederschlagsmengen. Parallel dazu untersuchten sie das Stimmungsniveau der Einwohner. Die Ergebnisse ihrer Studie wurden kürzlich veröffentlicht.

Ernsthaft krank oder einfach nur schlecht drauf?
Die Nase am Fenster verrät die Antwort

Sie pressen die Nase an die Fensterscheibe, schauen nach draußen und – finden das Wetter grauenhaft. Am liebsten würden Sie sich im Bett verkriechen und dort auf schönere Tage warten. Ein vollkommen normaler Gedanke. Er ist kein Anzeichen für Erschöpfung oder Depressivität, sondern lediglich die Folge des unangenehmen Gefühls bitterer Kälte, die durch die Fensterscheibe zu spüren ist. Diese Erkenntnis wiederum ist eher beruhigend: Offenbar sind Sie in der Lage, Ihre Gefühle wahrzunehmen. Das unterscheidet Sie von den Menschen, die an Alexithymie leiden. Die von dieser Krankheit Betroffenen können Gefühle nicht »lesen«. Die Bezeichnung setzt sich zusammen aus den griechischen Wortstämmen *a-* (»nicht«), *-léxi* (»Rede/Wort/lesen«) und *-thymos* (»Gemüt, Gefühl«). Wer imstande ist, die eigenen Emotionen wahrzunehmen – selbst wenn sie unangenehm sind –, der hat nachweislich ein gesünderes Herz und elastischere Gefäße als gefühlsblinde Menschen. So gesehen ist ein kleiner Durchhänger von Zeit zu Zeit ein Zeichen guter Gesundheit.

Die Erkenntnisse des irischen Forscherteams sind letztlich wenig überraschend. Ließ sich die Sonne in einer Ortschaft mehrere Tage lang nicht blicken, waren ihre Einwohner schlechter gelaunt als ihre Landsleute in Gebieten, wo das Wetter im selben Zeitraum freundlicher war. Der durchschnittliche Stimmungspegel der Iren kletterte im Sommer um einen Punkt nach oben. Im Frühling war er stabil, im Herbst sank er um einen Punkt und im Winter um zwei.

Regen und Kälte schlagen uns am heftigsten aufs Gemüt. Wenn innerhalb von ein paar Tagen mehr als zehn Millimeter Regen fallen und die Temperatur sich gleichzeitig nur mit Mühe über dem Gefrierpunkt hält, leidet die Laune am meisten.

Und nicht zuletzt hat auch der Jahresdurchschnitt an Sonnenstunden Einfluss auf die Stimmung. War der Sommer sehr sonnig, lässt sich das Grau in Grau der kalten Jahreszeit besser verkraften. Vorausgesetzt natürlich, man war im Sommer oft genug vor der Tür, um die Sonnenstunden auch auszukosten.

Aus diesen Studienergebnissen lassen sich gleich zwei Schlussfolgerungen für das Alltagsleben ziehen. Zunächst konnten die beiden Forscher bestätigen, dass Regen und Kälte zwar tatsächlich die Laune verschlechtern, aber keinesfalls Winterdepressionen im klinischen Sinne verursachen. Einen generellen Anstieg des Stress- und Angstniveaus konnten sie genauso wenig feststellen wie andere Wissenschaftler vor ihnen, die sich ebenfalls mit dieser Frage befasst hatten.

Also lassen Sie sich durch widrige Wetterverhältnisse nicht Bange machen. Packen Sie sich warm ein und gehen Sie trotzdem an die frische Luft! Schlechtes Wetter ist weniger gesundheitsschädlich als Stubenhockerei. Dafür gibt es eigentlich nur eine einzige Entschuldigung – wenn es draußen gleichzeitig regnet *und* friert.

Schlussfolgerung Nummer zwei: Im Sommer können Körper und Gemüt bereits Vorsorge für den Winter treffen. In dieser Jahreszeit verschaffen wir uns Vitamine und gute Gefühle, die uns helfen, die Tristesse des Winters besser zu ertragen.

Vitamin D – damit kriegen Sie den Winter geknackt

Der Stoff, der Ihnen am tatkräftigsten über den Winter hilft, ist Vitamin D. Schon seit dem 19. Jahrhundert ist bekannt, dass es für die Stabilität der Knochen eine wichtige Rolle spielt. Damals litten Kinder mit Vitamin-D-Mangel an Rachitis, einer Skeletterkrankung, bei der die Knochen porös werden, weil sie aufgrund des Vitaminmangels nicht genug Kalzium einlagern können.

Analog dazu könnte man bei Menschen, die im Winter nicht genug Vitamin D zur Verfügung haben, von »emotionaler Rachitis« sprechen. Sie fühlen sich schlapp und niedergeschlagen, weil sie im Sommer nicht genug Vitamin-D-Reserven gebildet haben und im Winter nicht ausreichend Vitamin D zu sich nehmen. Was die wenigsten wissen: Dieses für die Gesundheit so wichtige Vitamin gibt es in zwei Formen. Es kommt in einigen Nahrungsmitteln vor, und es kann bei direkter Sonneneinstrahlung unter dem Einfluss ultravioletter Strahlung von der Haut gebildet werden. Im Winter steigt unser Vitamin-D-Bedarf, weil wir seltener in den Genuss von Sonnenlicht kommen und unsere körpereigene Produktion dieses Vitamins daher sinkt. Ein Mangel an Vitamin D schlägt jedoch sowohl auf die Gesundheit als auch aufs Gemüt.

Die Vitamin-D-Rezeptoren liegen tief versteckt im Innersten des Gehirns, im limbischen System und im Hippocampus. Also genau dort, wo die Emotionen verarbeitet werden. Diesen sehr sensiblen Bereichen ist es zu verdanken, dass wir angenehme Gefühle verspüren. Doch ohne ausreichend Vitamin D lassen sie sich schwerer stimulieren. Ein Gehirn ohne genug Vitaminzufuhr schaltet im Winter quasi teilweise ab. Es verliert in gewissem Maße seine Fähigkeit, Emotionen zu verarbeiten und zu vermitteln. Tiere werden bei Vitamin-D-Entzug trübsinnig und apathisch. Und bei Menschen, die im Winter die Sonne nicht zu sehen bekommen, sind die Folgen beträchtlich: Das Gehirn schrumpft, und das Risiko der Niedergeschlagenheit steigt massiv an.

So gesehen, ist Vitamin-D-Mangel eine Art verkappter Winterepidemie. Immer mehr Menschen sind in der dunklen Jahreszeit nicht in der Lage, dieses wichtige Vitamin in ausreichender Menge zu bilden. Fast die Hälfte (41%) der über Siebzigjährigen leidet an Vitamin-D-Mangel. Und unabhängig vom Alter könnten 49 Prozent aller Frauen und 36 Prozent aller Männer etwas mehr Vitamin D gut gebrauchen, um fit und gut gelaunt durch den Winter zu kommen.

Erfreulicherweise können wir den winterlichen Lichtmangel durch eine Vitamin-D-reiche Ernährung kompensieren. Schon unsere Großmütter wussten, dass Lebertran der beste Vitamin-D-Lieferant ist. Doch abgesehen davon, dass Lebertran nun wirklich nicht jedermanns Sache ist, hat ein Zuviel davon den entgegensetzten Effekt: Wer mehr als einen Löffel pro Tag zu sich nimmt, erhöht sogar sein Risiko, in ein Stimmungsloch zu fallen.

Wenn Sie Lebertran sowieso nicht mögen (was ich vollkommen verstehen würde), können Sie Ihren Winter-Speiseplan auch um andere Vitamin-D-reiche Nahrungsmittel bereichern, so zum Beispiel:

- Ölsardinen und Makrelenfilets in Öl
  (eine Dose pro Woche);
- Eier (vier pro Woche);
- Niere;
- Leber.

Auch kann Ihnen Ihr Hausarzt zu Beginn des Winters eine Ampulle Vitamin D verschreiben, um die Emotionsverarbeitung Ihres Gehirns zu unterstützen. Eine einzige Ampulle, und Sie sind bis zum Frühjahr versorgt.

Wer hat im Winter den größten Vitamin-D-Bedarf?

- Ältere Menschen, die nur selten das Haus verlassen;
- Menschen dunkler Hautfarbe;
- alle, die selbst im Sommer nur sehr wenig Sonne abbekommen dürfen, (z.B. aufgrund einer Hautkrankheit);
- übergewichtige Menschen;
- Raucher.

Applaus für das Anti-Durchhänger-Brot!

Brot als Sinnbild der Bedürfnisbefriedigung ist seit jeher der ungekrönte König jeder Mahlzeit. In Frankreich gehört es zum Essen wie Teller und Besteck. Brot auf dem Tisch ist ein symbolisches Bollwerk gegen Hunger, Elend und die Härten des Winters. Wer »sein Brot verdient«, womöglich im Schweiße seines Angesichts, der hält sich damit gleichzeitig Trübsal und Durchhänger vom Leib.

Da ist es umso bedauerlicher, dass Brot heutzutage eher als gesundheitsgefährdend gilt, wie ich sowohl in meiner Praxis als auch im Privatleben immer wieder feststellen muss. Unzählige Zeitgenossen üben sich inzwischen in Verzicht. Entweder weil sie an der Krankheit Zöliakie leiden, oder weil sie sich von einer »Gluten-Sensibilität« betroffen fühlen.

Trotzdem ist und bleibt Brot ein Grundnahrungsmittel für Körper und Gemüt. Ein Winter mit Butterbroten ist besser zu verkraften als ein Winter ohne. Und wer sich ernährt wie ein Zöliakie-Kranker, obwohl er gar nicht krank ist, der kommt auch nicht in den Genuss der ganzen guten Seiten des täglichen Brots.

Die Ernährungswissenschaftler befassen sich derzeit überaus ernsthaft mit der »Brot-Frage«. Sie wissen um unser Brotbedürfnis und evaluieren die Folgen der aktuellen Glutenphobie. Experten für »Psycho-Ökotrophologie«, einer brandneuen Wissenschaft zur Erforschung der Zusammenhänge zwischen Psyche und Ernährung, plädieren für die Rückkehr zur Tradition des heimischen Brotbackens. Anti-Trübsinn-Wirkung garantiert! Versuchen Sie es doch einfach mal. Als Belohnung winkt eine ganz besondere Erfahrung – und ein gut verdauliches Nahrungsmittel, das obendrein die Stimmung steigert. Falls Sie Besitzer eines Brotbackautomaten sind, der seit ewigen Zeiten zu Unrecht ganz oben hinten im Küchenschrank verstaubt, holen Sie ihn hervor. Oder besser noch: Machen Sie es wie die Generation unserer Eltern und Großeltern und lernen Sie, Ihr Brot selbst zu walken.

Brot mit Therapie-Faktor

Alle Phasen der Brotherstellung rufen positive Emotionen hervor. Sobald Sie zu walken beginnen und sich auf die Bewegungen Ihrer Hände konzentrieren, sind Sie ganz im Hier & Jetzt. Grübelei ist nahezu ein Ding der Unmöglichkeit, wenn man auf die Teigstruktur achten muss. Auch während der Teig ruht, gibt es für Sie jede Menge gute Gefühle zu genießen. Die Stimmung steigt in dem Maße, in dem die Arbeit voranschreitet, denn Sie sehen, wie Ihr Vorhaben Gestalt annimmt und gelingt – und das mit den simpelsten Zutaten überhaupt: Wasser. Mehl. Hefe. Salz. Das Ganze ist eine kleine Übung in Sachen positive Erwartungshaltung, die Sie sicherlich dazu anregt, diese Erfahrung zu wiederholen. Sie haben schließlich erlebt, dass eine positive Erwartung sich erfüllt hat. Warum also nicht einen weiteren Anlauf starten? Ihr Antifrustbrot ist nämlich nichts anderes als eine Art natürlicher Psychotherapeut: Es stärkt Ihr Vertrauen in Ihre Fähigkeit, ein Vorhaben zu planen und zu realisieren.

Weniger Hefe, mehr Meditation

Selbst gebackenes Brot hebt nicht nur Stimmung und Selbstvertrauen. Die richtigen Zutaten vorausgesetzt, ist es auch gut für den Körper, denn Vollkornbrot ist ein wichtiger Vitamin- und Mineralienlieferant. Wer das Risiko einer Glutenunverträglichkeit vollkommen ausschließen will, kann leicht auf ein Getreide ohne Klebereiweiß zurückgreifen, etwa Mais, Amaranth oder Buchweizen.

Sie haben aber mit Selberbacken nichts am Hut und sind obendrein ein leidenschaftlicher Fan von Weizentoast, Ciabatta und Baguette? Dann sollte Ihr täglich Brot wenigstens vom Biobäcker kommen, anstatt aus den Backautomaten in Supermärkten und SB-Backshops. Für die industrielle Brotherstellung wird nämlich überwiegend künstlich anmutendes, reines, feines Weißmehl verwendet, das allein aus dem Inneren des Getreidekorns gewonnen wird. Der Teig wird sehr lange gewalkt und dann sehr schnell gebacken. So lassen sich zu minimalen Preisen maximale Brotmengen fertigen. Das Ergebnis ist entsprechend: Industriell hergestelltes Brot hat weniger Geschmack, weniger Nährstoffe und wird innerhalb nur eines Tages knochenhart und ungenießbar. Als »Grundnahrungsmittel« lässt es sich kaum noch bezeichnen. Obendrein hat es einen hohen glykämischen Index, lässt also den Blutzucker ähnlich kurzfristig ansteigen wie eine Handvoll Bonbons. Es kann uns nicht die komplexen Kohlenhydrate liefern, die wir im Winter brauchen.

Wenn Sie Ihr Brot selbst backen, können Sie Hefe und Mehl auswählen. Am besten entscheiden Sie sich für eines, das aus nachhaltiger Produktion ohne übermäßigen Kunstdünger-Einsatz stammt und wesentlich besser schmeckt als jedes Industriemehl. Guter Weizen hat einen relativ hohen Proteingehalt. Am besten geeignet ist Vollkornmehl mit einer möglichst hohen Typbezeichnung: Je höher die Typenzahl, desto mehr Vitamine, Mineral- und Ballaststoffe.

Die gute Nachricht, wenn's ans Walken geht: Weniger ist mehr. Je kürzer Sie Ihren Teig kneten, desto weniger luftig wird er werden – und desto besser verdaulich. Im Umkehrschluss ergibt ein sehr lange und sehr energisch gekneteter

Teig ein fast industriell anmutendes Brot. Die Glutenmoleküle verkleben und erschweren Darm und Bauchspeicheldrüse den Verdauungsprozess. Fazit: Wer gerne faulenzt oder meditiert, würde einen prima Bäcker abgeben!

Auch Ungeduld ist dem Glück des Backens abträglich, wie jeder weiß, der schon einmal versucht hat, seinen Teig mit einer Extradosis Hefe auf Touren zu bringen. Versuchen Sie lieber, geistig einen Gang herunterzuschalten. Gemütsruhe bekommt auch Ihrer Teigverarbeitung am besten.

Am intensivsten erleben Sie die Segnungen des Antifrustbrots, wenn Sie den Teig nach einigen Minuten Knetarbeit erst einmal eine Stunde ruhen lassen. Dann walken Sie den Teig weitere drei bis vier Minuten, lassen ihn wieder ruhen. Und so weiter, einmal pro Stunde eine Minute Walken genügt. Für die Ruhephasen können Sie sich ein kleines Erholungsprogramm verordnen, Lesen oder Musikhören zum Beispiel.

Ihr Brot kann auf diese Weise gut und gerne 15 bis 18 Stunden treiben. Als Treibmittel können Sie Hefe verwenden, oder besser noch einen selbst angerührten *Poolish*, also eine Art relativ flüssigen Vorteigs, der mit sehr wenig Hefe auskommt. Er fördert die Dehnbarkeit des Teigs. Der geht langsam, aber stetig auf, ohne zu stark zu gären. Und der Geschmack Ihres fertigen Antifrustbrots wird Sie vollends überzeugen. Nicht nur vom *Poolish,* sondern auch vom meditativen Brotbacken.

Darüber hinaus haben Sie vielfältige Möglichkeiten, Ihr Brot noch ein bisschen gesünder zu machen und so nicht zuletzt auch Ihre Laune hochzuhalten. Etwa, indem Sie möglichst wenig Salz verwenden, zum Besten Ihres Blutdrucks und Ihrer Gefäße. Sechzehn Gramm pro Kilo Mehl sind das absolute Maximum. Oder, noch besser, Sie reichern den Teig mit ein paar natürlichen Omega-3-Fettsäuren an – ganz einfach, indem Sie eine Handvoll Sonnenblumenkerne oder Leinsamen zugeben. Das bekommt dem Brot genauso gut wie Ihnen.

Zu guter Letzt noch ein Wort zur Form Ihres Brotes. Es wird höchstwahrscheinlich wenig Ähnlichkeit mit einem perfekten Bäckerbaguette haben. Es wird auch nicht so schön aufgegangen sein, sondern eher rund und flach und »selbst gemacht« aussehen. Aber das ist kein Grund zur Selbstkritik, im Gegenteil: Der Stolz auf Ihr Werk gibt Ihrer Laune erst den richtigen Kick.

Brot als Basis jeden Glücks

Die meisten Kulturen und Religionen messen dem Brot eine besondere Bedeutung bei. Verschwendungsgegner fordern völlig zu Recht, altes Brot zugunsten der Armen wiederzuverwerten, anstatt es einfach wegzuwerfen. Ein Baguette darf nie falsch herum auf dem Tisch liegen, denn das bringt Unglück, weil im Mittelalter das Brot des Henkers falsch herum gebacken wurde. Der Talmud schreibt vor, dass zu Beginn jeder normalen Mahlzeit das Brot gesegnet wird, und zu Beginn jeder Festmahlzeit der Wein – wenn jedoch der Wein zuerst gesegnet wird, nimmt man das Brot respektvoll vom Tisch, um es nicht zu »verärgern«. Und im Winter werden dem Brot sogar magische Kräfte zugeschrieben: Hier und da hält sich immer noch die

✳
✳ Tradition, am Silvesterabend beim Brotbacken zu lau-
✳ schen, auf dass das Knacken des Holzes im Ofen etwas
über das nächste Jahr verrate.

Die letzte Phase der Back-Übung ist die angenehmste –
aber längst nicht so einfach zu bewerkstelligen, wie sie
klingt. Nehmen Sie ein Stück des noch warmen Brots in die
Hand und betrachten Sie es mit meditativer Achtsamkeit.
Bevor Sie davon kosten, konzentrieren Sie sich auf seinen
Duft, auf die Wärme, die von ihm ausgeht, auf Ihre Finger,
wie sie die Beschaffenheit des Brots ertasten. Versuchen Sie,
ganz im Hier und Jetzt aufzugehen und jeden Gedanken
ziehen zu lassen, der Sie von Ihrem Brot ablenkt.
Nach einigen Minuten führen Sie das Brot zum Mund.
Konzentrieren Sie sich auf seinen Geschmack, seine Konsis-
tenz, auf die Empfindungen, die es auf seinem Weg von der
Zunge bis zum Magen in Ihnen auslöst. So kommen Sie in
den vollen Genuss Ihres Antifrustbrots. Es ist ein *gutes* Brot,
voller Mineralien, Vitamine, komplexer Kohlenhydrate –
und verbunden mit jeder Menge guter Gefühle. Am liebsten würde ich meinen Patienten grundsätzlich wöchentli-
ches Brotbacken verordnen, als Stimulans für die Stimmung.

Mit Gewürzgurken und Sauerkraut gegen depressive Durchhänger

Sie beäugen ein Glas Gewürzgurken und können sich nicht
vorstellen, wie diese kleinen grünen Gürkchen Ihr Leben
verändern könnten? Wenn Sie wüssten!

Die Entdeckung der Kräfte, die in Essiggurken und in Sauerkraut stecken, ist einer simplen Erkenntnis zu verdanken: Sonnige Gemüter ernähren sich anders als Griesgrame und Schwarzmaler. Offenbar gibt es Gute-Laune-Lebensmittel und Schlechte-Laune-Lebensmittel. Klingt komisch, ist aber so: Wer dreimal die Woche darmstimulierende Nahrungsmittel wie Gewürzgurken, Mixed Pickles und Sauerkraut zu sich nimmt, ist nachweislich besserer Stimmung als diejenigen, die dies nicht tun. Eine groß angelegte Studie in den USA, an der Tausende Studenten teilnahmen, hat Belege für diesen Zusammenhang zwischen Ernährung und Laune geliefert.

Parallel zu solchen Studienergebnissen haben Wissenschaftler sich mutig bis in die Tiefen unseres Darms vorgearbeitet. Dort haben sie die Bedeutung eines bisher ziemlich unbeachteten Funktionssystems erforscht: das intestinale Mikrobiom, bisher eher bekannt unter der Bezeichnung »Darmflora«. Die Dichte der Bakterienbesiedlung der einzelnen Darmabschnitte nimmt »von oben nach unten« zu, auch der Anteil der verschiedenen Bakterienarten ändert sich. Zahlenmäßig übertrifft das intestinale Mikrobiom bei Weitem die Bakterienbesiedlung der Haut. Im Übrigen ist seine Bedeutung für das Immunsystem, körperliche und geistige Gesundheit, Intelligenz und Gedächtnis noch längst nicht entschlüsselt.

Allerdings treten immer mehr Zusammenhänge zwischen Ernährung, Darmgeschehen und Gefühlsleben zutage. Je nach Art der Nahrung, mit der wir unsere Darmbakterien füttern, produzieren sie mehr oder weniger *Serotonin*. Dieses sogenannte »Glückshormon« dockt im

Gehirn an speziellen Rezeptoren an, die wiederum die Stimmung beeinflussen. Sinkt der Serotoninspiegel, fällt man quasi sofort in ein Stimmungsloch. Das konnte im Laborversuch bei Tieren nachgewiesen werden, denen man Tryptophan vorenthielt, eine Aminosäure, die für die Serotoninbildung erforderlich ist. Auf trytophanfreie Kost gesetzte Ratten versinken aufgrund des eintretenden Serotoninmangels innerhalb weniger Tage in tiefer Lethargie und bewegen sich kaum noch.

Der Schlüssel zum Geheimnis stabil guter Laune liegt also offenbar in Ernährung und Darmgeschehen. Mit »Antifrustmahlzeiten« lässt sich die Darmflora gezielt stimulieren und die Produktion körpereigener Antidepressiva ankurbeln. Der Darm produziert nämlich dasselbe Serotonin, das auch in bestimmten stimmungsaufhellenden Medikamenten enthalten ist. Mit dem großen Unterschied, dass natürliche, körpereigene Antidepressiva keine Nebenwirkungen haben.

Das Mikrobiom – die Darmflora – reagiert sensibel auf äußere Einflüsse. Also in erster Linie auf unseren Gemütszustand, auf unsere Emotionen, auf das Auf und Ab des Alltagslebens und auch auf die Jahreszeiten. Im Winter benötigt es besondere Zuwendung in Form darmstimulierender Nahrungsmittel, wie eben Sauerkraut, Mixed Pickles und Gewürzgurken. Sie setzen sich für den Schutz des Ökosystems der Erde ein? Für das Ökosystem Ihres Darms sollten Sie sich genauso engagieren. Indem Sie ihn mit gesunden Nährstoffen versorgen. In Stressphasen ist neben sauer eingelegtem Gemüse vor allem Joghurt Ihr natürlicher Verbündeter.

Hungeranalyse gegen Zwischendurchnascherei

Die niederländische Psychologin Tatjana van Strien empfiehlt, Hungergefühle vor dem »Ausgehungert-Zugreifen« grundsätzlich routinemäßig zu analysieren. Denn so kann man im Winter sowohl den Körper vor überflüssigen Pfunden als auch das Gemüt vor Durchhängern schützen. Wenn es draußen kalt und grau ist, neigen wir nun mal zu Heißhungerattacken. Dann stürzen wir uns regelmäßig auf die erstbeste Süßigkeit in Reichweite. Expertin Strien unterscheidet in diesem Zusammenhang drei »Hungertypen«:

Gefühlsgesteuerter Hunger: Damit reagieren Körper und Psyche auf kleine und große Stresssituationen sowie auf Müdigkeit. Essen ist in diesem Fall mehr Trost als Bedürfnisbefriedigung oder Genuss. Und obendrein kein Heilmittel. Denn der erhoffte Effekt flaut so schnell wieder ab, dass wir enttäuscht die Dosis erhöhen oder in immer kürzeren Abständen zugreifen. Die Folge: Kummerspeck und Selbstvorwürfe. Da ist es doch bedeutend sinnvoller, sich an ein paar Antifrustübungen zu versuchen, als zu Schokolade & Co. zu greifen.

Reflexartiger Hunger: Das ist kein Hunger im eigentlichen Sinn, sondern entweder der Appetit, der sich spontan einstellt, wenn man etwas unwiderstehlich Leckeres sieht oder riecht. Oder aber der Magen sendet dringende Hungersignale aus, nicht etwa weil er leer ist, sondern weil die übliche Essenszeit naht.

Frusthunger: Es handelt sich genau genommen um eine Mangelerscheinung. Nämlich um den typischen »Jieper« als Folge einer zu strengen Diät. Wer die durchziehen will, der nimmt sich schlicht zu viel vor. Irgendwann wird man mit Sicherheit schwach, futtert sich den Diäterfolg einer Woche innerhalb einer Stunde wieder an – und geißelt sich mit Selbstvorwürfen. Die Schuldgefühle fachen den Heißhunger nur noch weiter an. Und schon ist man in einem Teufelskreis gefangen: Frust – Fressattacke – Schuldgefühle – noch mehr Frust – erneute Fressattacke. Undsoweiterundsoweiter. Ein Teufelskreis, der sich durch *etwas* weniger ehrgeizige Fastenziele leicht vermeiden ließe.

Schwarzer Tee: der chinesische Zaubertrank

Die Chinesen bauen Tee nicht nur an. Sie *lieben* dieses Getränk, bereiten es mit Hingabe zu – und inzwischen haben sie auch seine Auswirkungen auf die Gesundheit erforscht. Ergebnis: Tee befördert die Harmonie zwischen Körper und Geist. Der Traditionellen Chinesischen Medizin zufolge entfaltet er seine Kraft in unseren Träumen, unseren Sehnsüchten und geheimsten Gedanken. Chinesische Wissenschaftler haben Belege dafür gefunden, dass Menschen, die regelmäßig schwarzen Tee trinken, weniger depressionsanfällig sind als Anhänger anderer Teearten, und dass schwarzer Tee generell besser fürs Gemüt ist als grüner Tee. In ihrer Studie konnten sie für grünen Tee einen vergleichbar positiven Effekt auf die Stimmung jedenfalls nicht nachweisen.

Der Genuss von bis zu zwei Tassen Schwarztee pro Tag reduziert das Risiko eines Stimmungstiefs um die Hälfte. Wer mehr als drei Tassen trinkt, kann es sogar um zwei Drittel verringern. Wunderbarerweise lässt sich der Wirkungsgrad von Tee – ganz ähnlich wie bei einem Medikament – durch die Dosierung des Wirkstoffs steigern, sprich: durch die Menge des im Tee enthaltenen Teeins. Je mehr Tee man trinkt, desto deutlicher tritt die Wirkung zutage. Jüngsten Forschungen zufolge ist Tee womöglich ein echtes Stimmungs-Stimulans. Er reduziert unsere Stressanfälligkeit und fördert die Produktion körpereigener Entzündungshemmer. Und er hat beruhigenden Einfluss auf die sogenannte Stressachse zwischen Hypothalamus, Hypophyse und Nebennieren. Wenn wir Tee trinken, schütten die Nebennieren weniger Adrenalin aus – das Hormon, das für Stress verantwortlich ist. Gleichzeitig fördert Tee die Produktion der natürlichen Antidepressiva Serotonin und Dopamin. Serotonin mit seinem wohltuenden Einfluss auf unsere Stimmung ist, wie wir schon gesehen haben, ein regelrechtes Glückshormon; Dopamin seinerseits stimuliert Neugier, Handlungsbereitschaft und Abenteuerlust. Nach einer Tasse heißen Tees kann die Kälte unsere Stimmung nicht mehr trüben, es zieht uns nach draußen, winterliche Aktivitäten zu genießen und ungeahnte Genüsse zu entdecken.

Wenn Sie sich nicht recht zwischen Beuteltee und losem Tee entscheiden können, bedenken Sie, dass Beuteltee mehr Teein enthält. Seine anregende Wirkung ist lästig bis unan-

genehm für Menschen, die schlecht schlafen oder an Schlaf-
losigkeit leiden. Falls Sie hingegen chronisch müde sind, ist
Beuteltee für Sie die bessere Option, weil er anregendere
Wirkung hat.

Zu guter Letzt noch eine kleine Anmerkung: Trotz der
nachgewiesenen Wohltaten des Tees sollten Sie nicht zu viel
davon zu sich nehmen. Bei übermäßigem Genuss könnte es
zu unerwünschten Nebenwirkungen kommen.

Tee, Meditation, Meteetation

Zum Teegenuss gehört stets das Ritual der Zubereitung. Es ist ebenso wohltuend wie das Getränk selbst.
Während die Teeblätter in Beutel oder Teesieb sich
im heißen Wasser entfalten, können wir uns einen
Moment lang ganz auf die Gegenwart einlassen, eine
positive Erwartungshaltung einnehmen. Die kurze
Wartezeit, die der Tee braucht, um zu ziehen, ist eine
kleine Übung in Geduld. Sie wird gekrönt von dem
Moment, in dem das Geschmackserlebnis unsere Erwartung – und unseren Optimismus – bestätigt.

Umfassen Sie Tasse oder Becher mit beiden Händen, genießen Sie die Wärme und lassen Sie sich von
einer weiteren Wohltat überraschen: Durch die Wärme
erweitern sich die Blutgefäße in den Fingern. Sofort
werden Körper und Geist von einem Gefühl der Ruhe
durchströmt. So gesehen ist ein heißes Getränk die
beste Vorbereitung auf einen wichtigen Termin – oder
einfach nur auf ein paar entspannende Stunden unter
Freunden.

Im Winter ist der Kontrast zwischen der Kälte an der frischen Luft und dem Gefühl der Wärme, die von den Händen in den Kopf steigt, ein besonders angenehmes Erlebnis. Tee befördert Konzentrationsvermögen, Meditation und Träumerei. Eine halbe Stunde nach dem Teegenuss schenkt man der Arbeit oder auch der Lektüre mehr Aufmerksamkeit als davor. Es irrt, wer glaubt, dass Rauchen die Konzentrationsfähigkeit erhöht. Tee ist im Vergleich zu Zigaretten eine wesentlich bessere Wahl.

Nicht zuletzt kann Tee dem Autosuggestionsvermögen auf die Sprünge helfen. Er regt das Gehirn dazu an, wohltuende mentale Bilder zu entwerfen. Wenn Sie sich vorstellen, in angenehmer Gesellschaft oder an einem schönen Ort zu sein, verdoppeln Sie die positiven Effekte des Tees auf Ihre Stimmung.

Welche Bilder und Situationen Ihr Gehirn sich ausmalt, das liegt ganz bei Ihnen. Wie und wo würden Sie sich am liebsten sehen? Allein oder als Teil einer Gruppe? An einem vertrauten Ort oder in einem unbekannten Land? Der Tee im Team mit Ihrer Vorstellungskraft ermöglicht Ihnen die schönsten Reisen, ohne dass Sie dafür Ihren Arbeitsplatz, Ihr Daheim oder auch nur Ihren Lieblingssessel verlassen müssten.

Und noch eine kleine Anregung: Auch die Wahl der Tasse spielt eine Rolle. Ich persönlich bin der Überzeugung, dass Tee die Fantasie noch deutlich mehr beflügelt, wenn man ihn aus einer schönen Tasse oder aus seinem Lieblingsbecher trinkt.

Tee, Meditation, Me*tee*tation – niemand hat diesen Zauber besser in Worte gefasst als der frühere britische Premierminister William Gladstone, ein leidenschaftlicher Teetrinker. Er liebte den Tee fast so innig wie den Whiskey und widmete ihm sogar ein Gedicht:

Wenn dir kalt ist, wird Tee dich erwärmen.
Wenn du erhitzt bist, wird er dich abkühlen.
Wenn du bedrückt bist, wird er dich aufheitern.
Wenn du erregt bist, wird er dich beruhigen.

Abschließend noch ein Tipp von Gladstones Landsmann Henry Fielding: Liebe und Skandale sind die beste Süße für den Tee.

Mit Fisch froh durch den Winter!

Um gut über den Winter zu kommen, ist eine gehörige Portion Omega-3-Fettsäuren ein Muss, das ist mittlerweile nachgewiesen. Wer mindestens dreimal pro Woche eine Fischmahlzeit zu sich nimmt, ist in der Hinsicht auf der sicheren Seite. Man kann aber durchaus auch *jede* Mahlzeit um diesen für Körper und Gemüt besonders wertvollen Nährstoff bereichern. Die Ergebnisse groß angelegter Studien mit Probanden, die regelmäßig und viel Fisch essen, sind eindeutig: Je mehr Fisch oder Fischöl – beides reich an Omega-3-Fettsäuren – man zu sich nimmt, desto geringer ist die Gefahr, dem Winterblues anheimzufallen. Schifffahrer, die früher in der Arktis unterwegs waren, haben den umgekehrten Zusammenhang, wenn auch reichlich unfreiwillig, bestätigt: Wenn sie die fischreichen Gewässer hinter sich ließen, also weniger Fisch essen konnten, ging es sowohl mit ihrer Stimmung als auch mit ihrer Fitness bergab.

Daher gelten drei Fischmahlzeiten wöchentlich als Minimum für alle, die gut gelaunt und gesund durch den Winter kommen wollen. So gesehen wäre es an der Zeit, Fischhändler mit anderen Augen zu sehen. Oder hätten Sie etwa vermutet, dass sie genau genommen nichts anderes sind als Bio-Psychotherapeuten?

Eine Omega-3-reiche Ernährung ist nicht nur für Erwachsene von entscheidender Bedeutung. Je früher sie beginnt, desto besser schützt sie Gehirn, Herz und Gemüt von Kindern und Heranwachsenden. Für Schwangere sind Omega-3-Fettsäuren noch viel wichtiger. Jede Fischmahlzeit, die eine werdende Mutter zu sich nimmt, fördert die Gehirnentwicklung ihres ungeborenen Kindes.

Tausche Nikotin gegen Gute-Laune-Vitamin

Zigaretten schädigen die Lunge und erhöhen das Krebsrisiko – aber das wissen Sie schon. Was Sie hingegen vermutlich noch nicht wissen: Vor Kurzem hat man festgestellt, dass Zigaretten auch die Depressionsanfälligkeit erhöhen. Was sie zu falschen Freunden *par excellence* macht. Raucher ergeben sich einem Produkt, das ihnen nur und ausschließlich schadet. Für die Dauer einer Zigarettenlänge fühlen sie sich konzentrationsfähiger und weniger gestresst; im Winter genießen sie obendrein die Wärme ihrer Pfeife oder Zigarre. Sie schwören auf die entspannende Wirkung des Tabaks – aber sie irren. Unterm Strich verschlechtert er nämlich die Stimmung, anstatt sie zu heben, denn er schädigt Substanzen, die im Gehirn für Stimmung sorgen. Die Wissenschaft beginnt gerade erst, diesen Zusammenhang zu erforschen. Tatsache ist: Im Winter schützt Vitamin D Körper und Gemüt. Tabak wiederum greift die Vitamin-D-Vorräte an. Deshalb leiden 50 Prozent aller Gewohnheitsraucher an einem Mangel dieses Gute-Laune-Vitamins. Und je länger ihr Raucherleben andauert, desto weniger Vitamin D ist in ihrem Organismus nachzuweisen.

Dezember – der Monat für zukünftige Nichtraucher

Die beste Strategie für den erfolgreichen Ausstieg aus der Nikotinsucht ist eine simple Pro-und-Kontra-Liste: Man nehme ein Blatt Papier, unterteile es mit einem Stift senkrecht in zwei Hälften und kennzeichne die beiden Spalten oben links mit »+« und oben rechts mit »–«.

In der Plus-Spalte notieren Sie alle Vorteile, die der Tabakkonsum Ihnen persönlich bringt, und alle Gründe dafür, warum Sie weiterrauchen wollen. In der Minus-Spalte schreiben Sie nach und nach alle Gründe auf, die dagegen sprechen, dass Sie weiterrauchen, alle Ängste und alle Aspekte, die Sie beunruhigen.

Wenn Sie diese Liste im Dezember fertigstellen, werden Sie bemerken, dass die Minus-Spalte im Laufe der Zeit viel länger geworden ist als die Plus-Spalte. Immer mehr Gründe sprechen dafür, mit dem Rauchen aufzuhören – und am ersten Januar werden Sie sich schließlich fit und bereit fühlen, ohne Nikotin ins neue Jahr zu starten.

–	+
Warum rauche ich?	Warum will ich nicht mehr rauchen?

Der Abschied vom Raucherdasein ist so gesehen eine nicht ganz einfache, aber effiziente Methode, Vitamin-D-Spiegel und Energiepegel anzuheben. Und im Winter kann der erste Januar als traditioneller Startschuss für die Umsetzung guter Vorsätze Ihnen zu genug Lust oder Entschlossenheit verhelfen, sich endlich ernsthaft ans Werk zu machen. Für die Gesundheit wäre das zweifellos der denkbar beste Neujahrsvorsatz. Den Rauchern unter meinen Patienten schlage ich gerne eine Wette vor: Wetten, dass der Zigarettenverzicht nicht nur den Körper, sondern auch die Stimmung wieder in Schwung bringt? Nur dass meine zukünftigen Ex-Raucher zunächst noch nichts von ihrem Glück ahnen, weil sie die handfesten Vorteile eines tabakfreien Lebens noch nicht am eigenen Leib erfahren haben. Doch schon nach einem Monat fühlen sie sich in der Regel besser gelaunt, konzentrationsfähiger und fitter. Wer meine Wette annahm, war in den seltensten Fällen am Ende enttäuscht.

Abmarsch!

Die moderne Psychologie empfiehlt maßvolle Selbstreflexion und möglichst viel Bewegung: Spazierengehen, Laufen, Tanzen. Denn inzwischen steht ziemlich fest, dass man sich körperlich und geistig deutlich besser fühlt, sobald man sich aufrafft und vom kuschelweichen Sofa erhebt. Und im Winter ist Trägheit die größte Gefahr. Was viele Menschen irrtümlich für eine Winterdepression oder jahreszeitlich bedingte Schlaffheit halten, ist in Wirklichkeit zumeist schlicht Bewegungsmangel. Das Wetter lädt nicht gerade zu größeren Aktivitäten ein, also lässt man sich ein bisschen gehen. Mit bösen Folgen: Unter Stubenhockern sind Durchhänger und Depressionen mit Abstand am weitesten verbreitet.

Niederländische Forscher haben vor Kurzem einen weiteren Beweis für die Wohltaten winterlicher Körperertüchtigung geliefert. Unter jahreszeitlich bedingter Müdigkeit leidende Probanden wurden mit einem Fitness-Tracker ausgerüstet. Das kleine Hightechgerät am Handgelenk maß kontinuierlich ihre körperliche Aktivität, registrierte die Schrittzahl und Dauer anstrengungsintensiver Trainingseinheiten. Die Ergebnisse der Studie fielen so eindeutig aus, dass Sie vermutlich spontan die Sportklamotten aus dem Schrank fischen werden: Je mehr winterliche Ertüchtigung, desto weniger Müdigkeit. Wer morgens früher aufsteht und generell weniger Zeit im Bett verbringt (sieht man vom notwendigen Regenerationsschlaf ab), ist körperlich und geistig deutlich besser in Form. Anders ausgedrückt: Wenn Sie sich im Winter genauso viel Bewegung verordnen wie im Sommer, verringern Sie das Risiko, vom Schlechtwetterblues erwischt zu werden.

In der dunklen Jahreszeit ist regelmäßige und verhältnismäßig wenig anstrengende Bewegung das Beste für den Körper. Natürlich ist es immer noch sinnvoller, sich einmal die Woche völlig zu verausgaben, als gar nichts zu machen – aber ein bescheidenes Bewegungsprogramm pro Tag wäre ideal. Weder wahnwitzige Kraftakte nach dem Motto »heute schinde ich mich so richtig, das muss aber für den ganzen Monat reichen« noch Powertraining im Wechsel mit tagelangem Nichtstun bringen so viele gute Gefühle wie ein täglicher Spaziergang. Hier eine etwas vereinfachte, aber nichtsdestotrotz ziemlich zutreffende Erklärung:

Durch *Bewegung* werden vermehrt *Endorphine* und weitere körpereigene Gute-Laune-Substanzen ausgeschüttet.

Durch *Anstrengung* hingegen wird vermehrt das Stresshormon *Adrenalin* ausgeschüttet.

Aber Achtung: Nach vollbrachtem Bewegungsprogramm sollten Sie sich nicht allzu viel Belohnung gönnen. Weder Glühwein & Co. noch längere Erholungsnickerchen sind eine gute Idee. Wenn jede Faser Ihres Körpers eine Siesta fordert, tun Sie gut daran, diesem Drang zu widerstehen. Denn im Winter ist der Mittagsschlaf für Ihren Biorhythmus riskanter als im Sommer. Wenn die Tage kurz sind und es draußen nie richtig hell wird, ist es für den Körper schwieriger, sich nach der Siesta wieder zu synchronisieren. Wenn Sie tagsüber zu lange schlafen, wechselt Ihr Gehirn in den Nachtmodus. Beim Aufwachen tut es sich dann aufgrund des Lichtmangels schwer, das Aufmerksamkeitszentrum wieder zu aktivieren. Wer im Winter tagsüber eine Stunde schläft, ist danach weder besser gelaunt noch ausgeschlafener.

Folglich sind im Winter die Menschen am fittesten, die
- jeden Tag laufen oder spazieren gehen;
- mindestens dreimal pro Woche eine Stunde einen anstrengungsarmen Sport treiben;
- ihren Mittagsschlaf auf dreißig Minuten beschränken;
- werktags morgens vor acht Uhr aufstehen.

Und noch einen Vorteil bringt ein bisschen Bewegung während der kalten Jahreszeit mit sich: Sie verringert Schmerzen und die wintertypische Neigung zu diversen körperlichen Malaisen. Wer früh aufsteht und sich ausreichend bewegt, der stimuliert im Gehirn die Produktion körpereigener Morphine. Diese *Endorphine* sind das denkbar beste natürliche Schmerzmittel. Sie haben keinerlei Nebenwirkungen, sind wirksamer als so manches Medikament, lösen obendrein Glücksgefühle aus und sind anders als chemische Schmerzmittel nicht mit der geringsten Suchtgefahr verbunden.

Die Wohltaten körperlicher Bewegung

Geringere Produktion des Stresshormons Adrenalin;
erhöhte Produktion von Endorphinen, also körpereigenen Morphinen;
Stärkung von Herz und Gefäßen;
positive Emotionen und gute Laune schon ab der siebten Minute.

Möglicherweise denken Sie jetzt: »Alles gut und schön – aber wie soll ich mich ausgerechnet im Winter zu mehr Bewegung aufraffen?« Was also tun, wenn Sie lieber Krimiserien im Fernsehen oder auf Ihrem Tablet anschauen und bereits im Sommer nicht gerade eine Sportskanone sind? Wie den nötigen Elan aufbringen, wenn schon allein der Wetterbericht total demotivierend ist? Erfreulicherweise haben die Kardiologen auf diese Frage eine simple Antwort. Oder besser gesagt einen guten Rat, der wirklich für jedermann leicht zu befolgen ist: Nach sechs Minuten schnellen Gehens, also nach ungefähr 653 Metern, ist das erforderliche Bewegungsminimum bereits erreicht. Ab der siebten Minute sind die wundersamen Folgen für die Stimmung bereits zu spüren. Die positiven Emotionen steigen um dreißig Prozent; die negativen Emotionen nehmen im gleichen Umfang ab. Sechs Minuten schnelles Gehen – da kann weder von Überanstrengung noch von medizinischen Risiken die Rede sein. Einzig und allein der mit körperlicher Bewegung einhergehende Kick für Ihre Laune macht sich bemerkbar. Ich gehe mit Ihnen jede Wette ein, dass Sie Lust bekommen, länger und weiter zu laufen – und dass Sie längst auf den Geschmack gekommen sind, wenn der Frühling beginnt.

Die Wohltaten frischer Bergluft

Auf der Suche nach einem möglichen Zusammenhang zwischen Luftverschmutzung und Launepegel haben japanische Meteorologen von 2001 bis 2011 die Feinstaubbelastung in Tokio gemessen. An ihren Studienergebnissen gibt es nichts zu deuteln: Je höher die Luftverschmutzung, desto schlechter die Stimmung. Die Altersgruppen unter dreißig und über sechzig sind am meisten gefährdet.

Wieso führt Luftverschmutzung zu emotionalen Durchhängern? Vereinfacht ausgedrückt, löst sie im Gehirn entzündliche Prozesse aus, die durch die Beeinträchtigung der neuronalen Verbindungen stressanfälliger machen. Darüber hinaus führt Luftverschmutzung auch zu einer erhöhten Ausschüttung der Stresshormone Adrenalin und Cortisol. Doch diese Effekte verschwinden erfreulicherweise nach vier Tagen an der *frischen* Luft. Angesichts dieser Forschungsergebnisse sollten Sie sich ruhig gelegentlich ein verlängertes Wochenende oder am besten gleich eine ganze Woche in den Bergen gönnen. Wenn Sie wandern oder Ski fahren, bringen Sie nicht nur Ihren Körper in Schwung, sondern Sie lüften auch Ihr Gehirn.

Vom Hustensaft zum Anti-Depressions-Impfstoff?

Wie Sie sicher wissen, sind depressive Verstimmungen keine Viruserkrankung. Und trotzdem beschäftigen sich immer mehr Wissenschaftler mit der Frage, ob vielleicht eine Infektion oder Entzündung des Gehirns oder des Körpers Depressionen verursachen könnte. Falls Sie sich genau wie ich für Fortschritte in der medizinischen Forschung interessieren, dürfte Sie auch die Arbeit an der Entwicklung einer

54

Antidepressionsimpfung faszinieren. Noch ist es nicht so weit – doch einige Virologen sind der Überzeugung, dass es in naher Zukunft ein Mittel gegen Depressionen geben wird. Wäre es nicht wunderbar, wenn man sich zu Beginn des Winters einfach gegen Durchhänger impfen lassen könnte?

Andere Wissenschaftler gehen der These nach, bei depressiven Verstimmungen handele es sich möglicherweise um ein Autoimmungeschehen, also einen Angriff des Körpers auf sich selbst. Wer schlechte Laune hat, neigt ja auch zu Selbstvorwürfen – wäre es da nicht denkbar, dass diese mentale Autoaggression zur Ausschüttung von fehlgeleiteten Antikörpern führt, die die eigenen Zellen attackieren, also im Gehirn die Bereiche blockieren, die normalerweise für Wohlgefühle sorgen?

Der Forschungsansatz, Depressionen seien womöglich eine Art Autoimmunerkrankung, gilt als vielversprechend. Und wer weiß, vielleicht erfahren wir schon bald, dass Niedergeschlagenheit und Schuldgefühle aus medizinischer Sicht nichts anderes sind als ein fehlgeleiteter Angriff unserer Immunabwehr auf unsere eigenen Gehirnstrukturen, nach dem Motto: Wenn ich mir Vorwürfe mache, nimmt mich meine Immunabwehr beim Wort und geht ihrerseits zum Angriff auf mich über.

Doch von diesem Zukunftsszenario zurück zum aktuellen medizinischen Kenntnistand. Und da springen zwei Zusammenhänge zwischen Infektion und Depression ins Auge. Der erste ist bereits länger bekannt, und wir alle haben schon entsprechende Erfahrungen gemacht: Nach einer Viruserkrankung, einer Grippe oder einer anderen

Infektionskrankheit fühlen wir uns müde, schlapp und mehr oder weniger missgelaunt. Dieser seltsame Schwächezustand, der Körper und Gemüt im Gefolge einer Virus- oder Bakterieninfektion erfasst, stimmt ziemlich genau mit den typischen Symptomen einer depressiven Verstimmung überein. Die kann man sogar in einigen der bedeutendsten Romane des letzten Jahrhunderts nachlesen, nicht zuletzt im *Zauberberg* von Thomas Mann. In diesem Werk schildert er das Leben in einem Schweizer Sanatorium zu Beginn des 20. Jahrhunderts. Die Tuberkulosekranken dort waren – ganz typisch – mürrisch und zermürbt von ihrem fortdauernden Erschöpfungszustand, zu dem wohl die gesellschaftliche Isolierung von der Außenwelt beitrug. Von ihrem oft jahrelangen Aufenthalt erhofften sie sich Trost und Heilung durch philosophische Debatten und viel frische Luft.

Das zweite, wesentlich erstaunlichere Indiz für einen medizinischen Zusammenhang zwischen Infektionskrankheit und Depression wurde erst vor Kurzem entdeckt. In Brasilien fanden Forscher im Blut von Depressionskranken Anhaltspunkte für einen entzündlichen Prozess. Ihr Organismus wehrte sich: Durch die Bildung von Antikörpern versuchte er, eine Infektion zu bekämpfen. Diese Antikörper waren nachweisbar – die Bakterien oder Viren, gegen die das Immunsystem da kämpfte, waren es hingegen nicht. Insofern spricht vieles dafür, dass es sich bei einer Depression um eine Reaktion auf die Attacke eines körperexternen Angreifers handeln könnte, der allerdings bisher noch nicht identifiziert wurde.

Auf der Suche nach diesem Phantom machten die brasilianischen Forscher eine noch viel erstaunlichere Entdeckung: Bei Depressionskranken, die ihre Lebensweise und innere Einstellung veränderten, war der entzündliche Prozess nach einer Weile nicht mehr nachweisbar. Wie auf ein geheimes Kommando stellten die Antikörper ihre Angriffe auf den eigenen Körper ein. Gingen die an Depression Erkrankten trotz ihres Zustands regelmäßig aus dem Haus und trafen sich mit Freunden, sanken die Werte der Entzündungsmarker in ihrem Blut sogar noch schneller ab. Umgekehrt litten einsame oder ungesellige Probanden länger an depressiven Zuständen, und entsprechend länger fanden sich in ihrem Blut Hinweise auf entzündliche Prozesse.

Welche Schlussfolgerungen lassen sich denn nun aus diesen vielen verschiedenen Informationen ziehen? Ich für mein Teil leite daraus zwei ebenso simple wie logische Ratschläge ab: Erstens sollten Sie typische Wintererkrankungen immer sofort behandeln, damit sie nicht zur infektionsbedingten Depression ausarten. Die Einnahme von Antibiotika ist dafür längst nicht immer erforderlich. Diese Medikamente sind keine zwangsläufig zu verschreibenden Allheilmittel, wie jeder gute Arzt gerne bestätigen wird. Ausreichend Ruhe und Vitamine sind bei grippalen Infekten die bessere Wahl. Heiße Getränke schützen den Körper vor Austrocknung und heben obendrein die Stimmung, siehe oben. Und nicht zuletzt ist ausreichende Ernährung angesagt, damit der Körper nicht durch mangelnde Kalorienzufuhr zusätzlich geschwächt wird.

Und noch ein zweiter, angenehm in die Tat umzusetzender Rat lässt sich aus der brasilianischen Studie ableiten:

Die gefährliche Gemengelage aus Infektion, Entzündung und Depression verschärft sich, wenn man sich allein daheim verkriecht. Sie *ent*schärft sich hingegen, wenn man sich ein bisschen körperliche Bewegung verschreibt sowie ausreichend Ruhe, Entspannung und Sozialkontakte. Wenn das kein guter Grund ist, quasi aus medizinischen Gründen vom Sofa herunter- und aus dem selbst gesponnenen Kokon herauszuklettern. So gesehen sind Freunde letztlich natürliche Antidepressiva, die sowohl die Immunabwehr als auch die Laune stimulieren.

Grippe und Depression

Der durch Grippeviren ausgelöste Anstieg entzündungsfördernder Proteine (Zytokine) im Blut ist eine der Ursachen für depressive Verstimmungen. Der entzündliche Prozess breitet sich im Gehirn aus und senkt den Serotoninspiegel der Nervenzellen. Vor Kurzem hat ein Schweizer Forschungslabor 103 000 Krankenakten aus den Jahren 2000 bis 2013 ausgewertet. Ergebnis: Bei ehemaligen Grippepatienten ist das Risiko, eine Depression zu erleiden, einen bis sechs Monate nach dem Infekt im Verhältnis zu gesunden Menschen erhöht (das Quotenverhältnis liegt für sie bei 1,3). Wer drei Jahre hintereinander von der Grippe erwischt wird, muss mit einem abermals erhöhten Depressionsrisiko rechnen.

Lässt sich daraus schließen, dass eine jährliche Grippeimpfung automatisch vor depressiven Verstimmungen schützt? Nicht unbedingt. Doch wenn Ihr

Arzt Ihnen eine Grippeimpfung empfiehlt, dann wissen Sie nun jedenfalls, dass diese Impfung womöglich
auch das Risiko einer Winterdepression vermindern
kann. Und der bisher teilweise hypothetische Zusammenhang zwischen Grippe und Depression wird in
Zukunft mit Sicherheit weiter erforscht werden.

Winterkur fürs Gemüt

Silvestervorsätze und wie man sie zur Abwechslung erfolgreich umsetzt

Wissen Sie, woran sich Silvestervorsätze leicht erkennen lassen? Daran, dass man sie fast nie umsetzt – und sich dann den Rest des Jahres vorwirft, willensschwach und inkonsequent zu sein. Die Statistiken sind ebenfalls wenig ermutigend: 82 Prozent aller guten Absichten sind bereits am Tag nach Neujahr vergessen. Wir packen sie geistig in den bereits ziemlich vollen Verschlag im hintersten Winkel unseres Gehirns, in dem wir alles stapeln, was zum Bereich »verpasste Gelegenheiten, Hadern & Bedauern« zählt. Daher hier nun einige einleuchtende Tipps, wie Sie Ihren Neujahrsprojekten auf die Sprünge helfen und den Vorsätze-Blues vermeiden können.

*1. Niemand zwingt Sie, **zu Silvester** gute Vorsätze zu fassen.*
Als Kampfbeginn gegen ein Laster oder eine schlechte Angewohnheit müssen Sie nicht unbedingt den ersten Januar auswählen. Persönliche, familiäre oder religiöse

Fixpunkte des Jahres kommen ebenfalls als Starttermin infrage.

2. *Wenn Sie einen Neujahrsentschluss fassen, legen Sie die Messlatte nicht allzu hoch.*
Vom 31. Dezember auf den 1. Januar lässt sich so gut wie gar nichts auf einen Schlag ändern. Weder der letzte Abend des alten Jahres noch der erste Morgen des neuen verleihen automatisch Heldenkräfte. Falls Sie im neuen Jahr zum Asketen werden wollen, zum Spitzensportler oder zum Moralapostel ohne Fehl und Tadel, werden Sie mit Sicherheit scheitern. Ihr guter Vorsatz sollte so simpel und realistisch wie möglich sein. Ein paar zusätzliche Minuten mehr täglicher Bewegung, maßvoller Reformeifer in Sachen Alkohol, Tabak und Ernährung, ein bisschen Meditation. Das mag Ihnen lachhaft wenig erscheinen – aber solche Ziele sind umsetzbar. Große Fortschritte lassen sich nur in kleinen Etappen verwirklichen. Oder, wie ein buddhistisches Sprichwort besagt: Der Weg zum Gipfel lässt sich erklimmen, indem man einen Fuß vor den anderen setzt.

3. *Bevor Sie einen Neujahrsvorsatz fassen, rufen Sie sich frühere Vorsätze ins Gedächtnis: Welche konnten Sie in die Tat umsetzen – und welche nicht?*
Diese Gedächtnisübung wird Ihnen helfen, realistischer an Ihr Projekt heranzugehen und zu erkennen, welcher Vorsatz-Typ Sie sind. Reformer? Krisenmanager? Revolutionär? Der Blick zurück ermöglicht es Ihnen, Ihre Vorsätze passend zu Ihrem inneren Wesen zu gestalten.

4. *Haben Sie Silvestervorsätze schon mal erfolgreich umgesetzt? Glückwunsch! Lassen Sie diese Erfolge noch mal Revue passieren.*

Erinnern Sie sich, wie gut es sich anfühlte, als Sie sich selbst positiv überraschten. Vielleicht befürchteten Sie ja insgeheim zu scheitern – aber am Ende haben Sie es tatsächlich geschafft.

Die Erinnerung an vergangene Erfolge stärkt Ihr Selbstvertrauen. Sie hilft Ihnen, lähmende Zweifel à la »Ich schaff das nie!« zu bezwingen und die im neuen Jahr vor Ihnen liegenden Herausforderungen anzunehmen. Merke: Die Vergangenheit kann ein hervorragender Verbündeter sein.

5. *Erkennen Sie den größten Feind aller guten Vorsätze: die Aufschieberitis.*

Der wissenschaftliche Begriff für dieses Verhalten lautet *Prokrastination.* Gemeint ist die weitverbreitete Neigung, auf morgen zu verschieben, was man heute hätte tun können oder sollen. Und genau daran scheitern die meisten Neujahrsvorsätze: Sie werden so lange aufgeschoben und hinausgezögert, bis jeglicher Elan verloren ist.

Wenn Sie also in der Silvesternacht einen Vorsatz fassen – beginnen Sie sofort am ersten Januar mit der Umsetzung. Schon ab dem zweiten Januar sinken Ihre Erfolgsaussichten. Und wenn Sie obendrein gute Gründe finden, auch am 3. und 4. Januar noch nicht durchzustarten – dann könnten Sie Ihren Vorsatz eigentlich getrost bis zum nächsten Silvester wieder einmotten.

6. Ist der erste Schritt erst getan, wird die Zeit zu Ihrem Ver-
bündeten.
Einer – wissenschaftlich nicht ganz genau belegten – Einschätzung des US-amerikanischen Psychologenverbandes
zufolge wird eine Gewohnheit oder Routine, an die man
sich länger als 66 Tage kontinuierlich hält, höchstwahrscheinlich bis zum Lebensende beibehalten. Wenn Sie
die Umsetzung Ihrer Vorhaben und Vorsätze immer wieder aufschieben, arbeitet die Zeit gegen Sie. Doch sobald
Sie es schaffen, zwei Monate lang am Ball zu bleiben, ist
sie auf Ihrer Seite. Der Talmud ist in dieser Hinsicht sogar noch optimistischer. Dort steht geschrieben, dass bereits eine *drei* Mal nacheinander vollzogene Handlung zu
einer Verpflichtung wird, der man sich nicht mehr ent-
ziehen kann.

7. Belohnen Sie sich!
Niemand hat Lust, einer Angewohnheit oder Substanz
zu entsagen, die doch eigentlich mit Wohlgefühl und Genuss verbunden ist. Ihr guter Vorsatz wird daher leichter
zu realisieren sein, wenn Sie ihn mit einem kleinen Bo-
nusprogramm verknüpfen:»Wenn ich es schaffe, mit
dem Rauchen aufzuhören, gönne ich mir dafür jede Woche ...« Ergänzen Sie den Satz einfach durch Belohnun-
gen Ihrer Wahl.

8. Sie haben niemand Geringeren als Charles Darwin zur Seite.
Der große Naturforscher erklärte der Welt, dass Verän-
derlichkeit ein bedeutender, sogar überlebenswichtiger
Evolutionsfaktor ist. Nur diejenigen Spezies überleben,

die sich an eine im ständigen Wandel befindliche Umwelt anpassen können. Das trifft auch auf den Menschen zu. Und damit auch auf Sie persönlich und auf Ihre Lebensweise. Wenn Sie an Ihrer Veränderungsfähigkeit arbeiten, gewinnen Sie an Stärke. Jede erfolgreiche Veränderung zu Jahresbeginn, und sei sie auch noch so klein, stärkt Ihr Selbstvertrauen und Ihre Stressresistenz.

9. *Machen Sie einen Freund oder Vertrauten zum Zeugen Ihrer Fort- oder auch Rückschritte.*
Wenn Ihnen jemand zur Seite steht, mit dem Sie Ihre Zweifel und Erfolgsmomente teilen können, tun Sie sich mit der Realisierung Ihres Vorhabens wesentlich leichter. Das Pflichtgefühl wird größer, sobald außer Ihnen selbst noch jemand anders Bescheid weiß. Diesen Jemand sollten Sie allerdings sorgfältig aussuchen, um sicher sein zu können, dass er sich im Falle eines Scheiterns nicht über Sie lustig macht, Sie aber auch nicht über Gebühr unter Druck setzt, wenn Ihre Entschlossenheit spürbar erlahmt.

10. *Fassen Sie nur Vorsätze, die Sie auch wirklich und wahrhaftig umsetzen wollen.*
Die Basis jeder Veränderung ist eine persönliche Entscheidung. Doch selbst wer eigentlich hoch motiviert ist, tut sich manchmal schwer damit, endlich an den Start zu gehen. Falls auch Sie zu diesen Zauderern gehören sollten, ist der erste Januar für Sie eine gute Option.

Sollte Ihr guter Vorsatz hingegen nicht viel mehr sein als ein frommer Wunsch, eine Mischung aus Lamento und heißen Schwüren – dann werden Sie damit nicht sehr weit kommen. Ein guter Vorsatz allein zaubert noch lange nicht die dazugehörige Motivation hervor. Er gibt uns nur den nötigen Schub, etwas anzugehen, das wir längst tun wollten. So gesehen sind schon lange vor der Nacht der guten Vorsätze wichtige Vorbereitungen zu treffen. Nutzen Sie den Dezember, um sich innerlich auf die Herausforderungen einzustellen, die der Januar für Sie bereithalten wird. Schütteln Sie Selbstzweifel ab, erfassen Sie mit einer Pro-und-Kontra-Liste den Grad Ihrer Motivation und legen Sie verbindlich ein Datum – den ersten Januar – als Startschuss für die Veränderung fest, die Sie nun endlich meistern wollen.

Ob drinnen oder draußen: täglich ein Stündchen helles Licht ist Pflicht!

Niemand muss auf die Wohltaten hellen Lichts verzichten, bloß weil im Winter die Tage kurz sind und die Sonne sich nur selten blicken lässt. Ausreichend helles elektrisches Licht hat genauso angenehme Auswirkungen auf unseren Stimmungspegel wie Sonnenschein. Über die Netzhaut stimuliert das Licht den Hypothalamus und damit die Ausschüttung des Gute-Laune-Hormons Serotonin. Ein Stündchen helles Licht – und schon werden Sie sich körperlich und geistig fitter fühlen. Weil Licht obendrein das appetitanregende Hormon Ghrelin einbremst, schwindet Ihr Appetit, dafür steigen Konzentrationsfähigkeit und Gedächtnisleistung. Sonnenlicht ist natürlich immer ideal, aber zur Not tut's helles Licht aus der Steckdose genauso.

Dass künstliches Licht im Winter ähnlich wirksam ist wie Sonnenlicht, konnte inzwischen mehrfach wissenschaftlich belegt werden, etwa durch eine Vergleichsstudie, bei der eine Hälfte der Versuchspersonen in hell erleuchteten Räumen einquartiert wurde, die andere in permanentem Dämmerlicht. Ergebnis: Die Probanden in den lichtstarken Räumen fühlten sich wesentlich munterer als die Mitglieder der Vergleichsgruppe aus den lichtschwachen Räumen.

Dämmerlicht senkt den Energiepegel, steigert den Appetit und vermindert die Serotoninausschüttung. Wie gut, dass sich dagegen etwas tun lässt! Normalerweise ist schon eine Stunde Lichteinwirkung völlig ausreichend. Falls die Sonne sich zeigt – umso besser. Und an grau-düsteren Tagen können Sie daheim hell strahlende Lampen als Sonnenersatz verwenden. Hauptsache, Sie gönnen sich jeden Tag mindestens ein Stündchen im Licht.

✳ Winterfrustbewältigung, finnische Art

In Ländern wie Finnland mit seinem strengen, dunklen Winter ist das Risiko eines jahreszeitlich bedingten Stimmungstiefs groß. Im Vergleich zu unseren Breitengraden sind die Tage dort kürzer, Sonnenschein hat Seltenheitswert, und der Lichtmangel ist entsprechend ausgeprägter. Also sind die Finnen im Winter müder, mürrischer und auch hungriger als gewöhnlich, schlicht weil sie an Vitamin-D- und Serotonin-mangel leiden.

Doch die Finnen sind sich der Gefahr bewusst, die ihrem Laune-Level da droht. Im Winter stellen sie ihre Nahrung daher um auf Vitamin-D-reiche Kost und sorgen für eine möglichst hell erleuchtete Umgebung. Und sie sorgen für ausreichend anregende Ablenkung, etwa durch diverse Freizeitaktivitäten und trautes Beisammensein mit Familie & Freunden. Was erneut beweist, dass ein Winterblues kein unvermeidbarer Schicksalsschlag ist.

Schon mal was von »Nexting« gehört?

Wünschenswerte Zukunftsvorstellungen helfen uns, schwere Lebensphasen zu überstehen. Denn selbst in solchen Krisen bleibt uns immer noch die Möglichkeit, auf eine rosigere Lage zu hoffen als die unangenehme, in der wir gerade feststecken. Diese Fähigkeit der positiven Antizipation – von englischsprachigen Psychologen auch »*nexting*« genannt – können Sie bewusst trainieren. Ein Versuch lohnt sich auf alle Fälle, denn wenn Eiseskälte und Dauerdüsternis Sie ins Stimmungsloch treiben, kann positive Antizipation Sie da wieder herausholen.

Sie haben die Nase voll von den kurzen Wintertagen? Hängen Sie geistig einfach noch ein paar helle Stunden dran! Etwa indem Sie sich vorstellen, wie der Frühling kommt, und mit ihm der nächste Urlaub. Indem Sie Frühling, Sommer und Ferientage *antizipieren*, gönnen Sie Ihrem

Gehirn eine stimulierende Erfahrung. Denn allein durch solche Tagträumereien wird das – reale – Gefühl ausgelöst, sich bereits in den Ferien zu befinden. Das belegen die Erkenntnisse eines britisches Forscherteams: In Oxford baten sie siebzig Testpersonen, sich möglichst angenehme, lichtdurchflutete Situationen vorzustellen, wahlweise drinnen oder draußen, am Arbeitsplatz, mit einem Freund oder einer Freundin, mit der Familie oder aber in einem intimen Moment unter Liebenden.

Um der Tristesse des Winters zu entkommen, übten die Probanden sich drei Sitzungen lang in der Kunst der positiven Antizipation und schufen geistig Bilder wohltuender, selbstwertstärkender Erlebnisse. Ergebnis: Am Ende des Experiments fühlten die Testpersonen sich deutlich vitaler und munterer als zuvor.

Dank der modernen Medizintechnik können Psychologen diesen Effekt inzwischen sogar wissenschaftlich nachweisen, anstatt wie früher lediglich subjektive Eindrücke zu sammeln. Heute ist es möglich, genau zu beobachten, was im Gehirn passiert, während man sich etwas Positives vorstellt. Und die Ergebnisse der Magnetresonanztomografie belegen: Die Auswirkungen des *Nexting* sind kein Placeboeffekt. Ein in diesem Modus befindliches Gehirn intensiviert seine Aktivität. Es visualisiert, kommentiert, produziert Emotionen, sobald man sich gedanklich angenehmen Zukunftsvorstellungen hingibt.

Sie wollen in den Genuss dieser Wohlfühl-Effekte kommen? Dann sollten Sie zwei Eigenschaften trainieren, die für einen stabil hohen Stimmungspegel unabdingbar sind: eine positive Erwartungshaltung und eine positive Vorstellungskraft. Falls Sie von Haus aus dazu neigen, immer gleich das Schlimmste zu befürchten, setzen Sie solchen *Worst-Case*-Szenarien möglichst häufig optimistischere Zukunftsvisionen entgegen. So etwas lässt sich lernen! Und wenn Sie solche Träumereien obendrein geistig mit angenehmen Vorstellungen bebildern, verleihen Sie ihnen noch wesentlich mehr Kraft. Stellen Sie sich insgeheim einen Film vor, *Ihren* Film, mit Ihnen selbst in der Hauptrolle, wie Sie am Arbeitsplatz oder in der Liebe Erfolge genießen. Ein schöner Film, bei dem Sie selbst das Drehbuch schreiben, Regie führen und die Hauptrolle spielen.

Diese Übung ist hochwirksam. Denn sie hebt quasi sofort Ihre Laune, stärkt Ihre Stressresistenz und steigert Ihre Chancen, morgen tatsächlich das zu erleben, was Sie sich heute vorstellen.

*** *Wenn schon, denn schon:*
*** *Zukunftsvisionen à la Woody Allen*

*** *»Was würden Sie gerne hören, wenn in hundert Jahren Leute über Sie reden?«* *»Für sein Alter ist er noch ziemlich fit!«*

*** *»Die Ewigkeit dauert ziemlich lange … besonders gegen Ende.«*

Als Einstieg in Ihr Antizipationstraining suchen Sie sich am besten einen Bereich aus, in dem es Ihnen leichtfällt, positive Bilder zu visualisieren: im Job, im Urlaub, in der Liebe oder mit Freunden. Die kleine Filmsequenz, die Sie sich vorstellen, sollte möglichst farbenfroh und real ausfallen;

Sie spielen darin eine zentrale und sympathische Rolle. Sobald Sie vor Ihrem geistigen Auge sehen, wie Sie in den Ferien einen sonnenbeschienenen Strand entlanglaufen, werden Sie mit Erstaunen feststellen: Sie *sind* am Strand! Sie spüren die Hitze, Sie hören das Meer ... und das Ganze in Ihrem Wohnzimmer auf der Couch.

Sonne hinter Winterwolken

Die positive Antizipation hat eine Zwillingsschwester: die selektiv *positive* Wahrnehmung. Eine sehr nützliche Eigenschaft, besonders bei Wind und Regen, Sturm und Schnee. Dank ihrer können wir unserer natürlichen Tendenz entgegenwirken, bevorzugt negative, störende oder furchterregende Dinge wahrzunehmen. Normalerweise sind wir nämlich im Modus der selektiv *negativen* Wahrnehmung unterwegs. Deshalb fallen uns Katastrophen, Niederlagen und Bedrohungen immer sofort ins Auge. Und deshalb fluchen wir im Winter auch über die Eiseskälte – und ein paar Monate später über die Affenhitze.

Die selektiv positive Wahrnehmung hingegen besteht darin, systematisch die besten, angenehmsten Aspekte einer Situation oder einer Person herauszufiltern. Mit etwas Übung werden Sie den Dreh schnell raushaben. Beginnen Sie doch einfach mit einem Bekannten: Suchen Sie aktiv nach seinen guten Seiten, anstatt sich auf seine negativen Eigenschaften zu fixieren. Dieselbe Technik können Sie auch im Restaurant, bei Familientreffen und in Kino, Konzert und Theater

✳
✳
✳ einüben. Am Anfang wird Ihnen das wahrscheinlich
✳ extrem schwerfallen. Doch nach einiger Zeit wird es
✳ Ihnen locker gelingen, »Sonnenseiten« zu entdecken.
✳ Selbst wenn die Sonne sich gerade hinter Winterwol-
✳ ken versteckt.

Die geheime Verbindung zwischen Aktzeichnen und Körperbewusstsein

Zeichnen ist mehr als eine Form künstlerischen Ausdrucks. Es ist auch ein hervorragendes Gute-Laune-Training: Wenn Sie zeichnen, sind Sie ganz in der Gegenwart verankert. Sie stimulieren die Teile des Gehirns, die für das Sehen, die Vorstellungskraft und die Fingerbewegungen zuständig sind. Eine solche Aktivität ist ein komplexes harmonisches Ganzes. Schon die simpelste Skizze wirkt sich auf die Stimmung aus. Die typischen Kritzeleien, denen wir uns aus Langeweile oder zum Zeitvertreib hingeben, sind genau *das*: intuitive Kunsttherapie zur Abwehr von Stimmungstiefs. Doch Zeichnen kann noch viel mehr Einfluss auf unsere Emotionen entfalten. Wenn Sie einen Körper abzeichnen, der überdies nackt ist, lösen Sie damit deutlich stärkere Gefühle aus. Sie betrachten physische Formen, die Ihnen vielleicht ähneln oder Sie vielleicht verstören. Sie speichern dieses Bild in Ihrem Gehirn ab und übertragen es auf Papier. Durch diese geistige Verbindung zwischen Zeichnung und Körper fördern Sie Ihr Körperbewusstsein. Genau wie Sport und Ernährung ermöglicht auch das Zeichnen es uns, Körper – insbesondere unseren eigenen Körper – bewusst wahrzunehmen. Deshalb sollte man gerade im Winter, wenn alles unter dicken Pullis und Mänteln verschwindet, des Öfteren zu Stift und Papier greifen.

Seit Jahren ermutigen Psychologen Jugendliche mit gestörtem Körperbild, Selbstbildnisse zu zeichnen. Schon nach wenigen Übungsstunden fühlen sich die Patienten nicht mehr zu dick, zu dünn, zu hässlich oder zu schwächlich. Es gelingt ihnen, mit ihrem körperlichen Erscheinungsbild Frieden zu schließen.

Ähnlich bemerkenswert: Vor Kurzem haben englische Kunsttherapeuten eine Zeichenschule eröffnet, die erklärtermaßen der Stimmungshebung dient. Während der Kursstunden haben die Teilnehmer ein Aktmodell vor sich und zeichnen es ab. Die Auswirkungen auf ihre Laune und ihr Körpergefühl sind beträchtlich: Schon ab der ersten Stunde fühlen sie sich besser. Wer über längere Zeit jede Woche Akte zeichnet, kann sich dauerhaft mit seinem Körperbild anfreunden.

Aktzeichnen funktioniert auch als Gruppentherapie: Im Rahmen einer britischen Studie nahmen 75 Frauen und 63 Männer an einem Zeichenkurs teil mit dem Ziel, ihre Stimmung zu verbessern und mit ihrer körperlichen Erscheinung Frieden zu schließen. Auch hier erwiesen sich die Kurse als nützlich. Die Männer erträumten sich seltener einen athletischen, muskelbepackten Körper. Und die Frauen taten sich leichter im Umgang mit dem allgegenwärtigen Schlankheitswahn. Die einen wie die anderen kamen besser mit ihrem Erscheinungsbild zurecht. Sie waren zufriedener und toleranter im Umgang mit sich selbst.

Auf diese Weise fördert Aktzeichnen sogar die Gesundheit. Wer einen fremden Körper betrachtet und auf Papier überträgt, nimmt dessen Unzulänglichkeiten wahr – und kann die eigenen besser ertragen. Wenn Sie einen realen, nackten Körper in seiner Unvollkommenheit zeichnen, werden Sie sich höchstwahrscheinlich von Ihrem bisherigen Schönheitsideal verabschieden. Obendrein verringert der Anblick eines nackten Körpers innerhalb eines nichtsexuellen Kontexts Schamgefühle und Hemmungen.

Während der Zeichenstunden verhalten sich Frauen übrigens anders als Männer: Die Frauen betrachten den Körper des Aktmodells intensiver und zeichnen ihn entsprechend genauer.

Unterm Strich lässt sich feststellen: Zeichenkurse mit Aktmodellen sind ein hochwirksames Gegenmittel gegen die photoshopperfekten Schönheiten, die uns permanent aus der Werbung entgegenlächeln. Sie sind zugleich auch Anti-Perfektionismus-Kurse. Wer einen fremden nackten Körper betrachtet und zeichnet, leidet weniger unter seinen eigenen kleinen Unvollkommenheiten. Daher ist ein Aktmodell des eigenen Geschlechts am besten geeignet.

Sie haben keine Zeit oder Lust, sich bei einem Kurs für Aktzeichnen anzumelden? Kein Problem, Sie können auch ein Foto als Vorlage verwenden oder ein beliebiges Motiv aus dem Internet. Wichtig ist nur, dass der Körper, den Sie zeichnen, *real* ist, Vorzüge und Makel aufweist. Nur ein authentisches Bild erlaubt Ihnen, sich mit Ihrer eigenen Körperwahrnehmung zu versöhnen.

Für Ihre erste Zeichenübung haben Sie mehrere Alternativen zur Auswahl:

- ein gleichgeschlechtliches oder andersgeschlechtliches Modell;
- ein Modell, das Ihnen stark ähnelt oder aber ganz anders aussieht.

Danach versuchen Sie sich am besten an allen vier Motiven:
- gleiches Geschlecht/anderes Geschlecht;
- große/geringe Ähnlichkeit zwischen Ihnen und dem Modell.

Dieser spielerische Umgang mit Ihrem Selbstbild bringt Ihnen Ihren eigenen Körper nahe, sogar im Winter, wenn Sie sich in dicke Jacken vermummen und wenig Lust auf körperliche Bewegung haben. Die bewusste Wahrnehmung des eigenen Körpers, mitsamt seinen Unvollkommenheiten, aber auch seinen realen Bedürfnissen, wird Sie auf Dauer dazu bringen, ihn besser zu behandeln. Und sich gesünder zu ernähren.

❄ Winterzauber mit Arthur Rimbaud

Im Winter fahren wir im kleinen rosa Wagen
Mit Kissen blau gedeckt.
Dann haben wir es gut: In allen Polsterlagen
Sind Küsse weich versteckt.

Aus: Für den Winter geträumt, 1870

Der Segen eines gut gefüllten Adressbuchs

Früher glaubte man, das Gehirn in seiner Einsiedlerexistenz im Schädel habe mit anderen Menschen eher wenig am Hut. Schon seit Längerem steht jedoch das Gegenteil fest: Das Gehirn *braucht* Kontakte zu Familie und Freunden, um seine Gesundheit und Funktionsfähigkeit zu erhalten. Liebe auf den ersten Blick und Sexualität sorgen dafür, dass im Gehirn die Stimmung stimmt. Treffen unter Freunden erhöhen den Spiegel des »Bindungshormons« Oxytocin. Bei Tieren ist die Ausschüttung in der Paarungszeit am höchsten. Und Jugendliche auf der Suche nach Freunden und Beziehungspartnern sind quasi »voll auf Oxytocin«.

Sozialkontakte sind so wichtig für das Gehirn, dass man sogar dabei zuschauen kann, wie die Neuronen sich verändern, wenn man Freunde trifft. Eine raffinierte Versuchsanordnung hat das vor Kurzem erst belegt: Die Versuchsteilnehmer wurden gebeten, die Liste der Kontakte auf ihrem Handy durchzulesen. Und bereits die simple Schlussfolgerung, dass man Freunde und Bekannte hat und jederzeit mit ihnen in Verbindung treten kann,

* verringert den Pegel des Stresshormons Adrenalin;
* lässt den Oxytocinwert ansteigen;
* fördert das Nervenwachstum im Gehirn.

Geringer Aufwand, absolut erstaunliche Resultate – daher lege ich Ihnen sehr ans Herz, im Geiste regelmäßig all Ihre Freunde und Freundinnen Revue passieren zu lassen. Und sich dabei zwei Fragen zu stellen, deren Antworten aufkommende Wohlgefühle vermutlich weiter steigern:

- An wen kann ich mich zu jeder Tages- und Nachtzeit wenden, wenn es mir urplötzlich richtig schlecht gehen sollte?
- Wer würde mir bestimmt helfen, wenn ich mit einer Sache alleine nicht klarkomme?

Diese beiden Fragen geben Ihnen Aufschluss darüber, in welchem Umfang Sie auf zwei entscheidende Schutzfaktoren zurückgreifen können: das Sicherheitsnetz durch Familie und Freunde – und das Sicherheitsnetz in Krisensituationen. Wenn Ihnen mehr als drei Personen in den Sinn kommen, auf die Sie sich bestimmt verlassen können, werden Sie sich *sicher* fühlen. Denn durch die Lektüre Ihres Adressbuchs wechseln Sie geistig von vagen angenehmen Gefühlen (»ich habe viele Freunde und eine tolle Familie«) oder unangenehmen Gefühlen (»ich bin ganz allein«) zu einer konkreten Feststellung.

Wenn in Ihrem Adressbuch viele Freunde und Familienmitglieder eingetragen sind, werden Sie möglicherweise deutlich mehr als drei wirklich enge und zuverlässige Kontakte finden. Natürlich können Sie die Liste Ihrer »Schutzpatrone« entsprechend erweitern, es sollten allerdings nicht mehr als fünf bis zehn Personen sein. Das Wissen, sowohl im Alltag als auch im Notfall nicht allein zu sein, stärkt das körperliche und geistige Wohlbefinden. Bei Frauen tritt dieser »Adressbuch-Effekt« noch deutlicher zutage als bei Männern.

Wieder einmal bestätigen medizinische Forschungsergebnisse, was mit ein bisschen Logik und Erfahrung schon vorher zu vermuten war: Es tut gut, auf Vertraute zählen zu können. Menschen mit soliden Sozialkontakten sind in der Regel besser gelaunt als Eremiten. Falls Sie sich gelegentlich wie einer vorkommen – schauen Sie regelmäßig in Ihr Adressbuch! Dort finden Sie den konkreten Beweis, dass Sie nicht alleine sind.

Heute schon Lachbuch geschrieben?

Lachen ist für das Gehirn wie ein Sommergewitter: plötzlich und prickelnd. Es setzt die Botenstoffe frei, die für gute Laune sorgen. Genau aus diesem Grund sind »Lachschulen« vermutlich gerade in Mode. So etwas ist überhaupt nicht Ihr Ding? Dann schlage ich Ihnen eine individuellere Methode vor, Ihren Lachmuskel zu trainieren: Legen Sie sich ein Lachbuch zu – oder einen Lachordner im Computer –, in dem Sie notieren, was Sie am besten zum Lachen bringt. Als kleine Anregung hier drei Aphorismen französischer Humoristen, über die ich für mein Teil mich immer wieder ausschütten könnte vor Lachen:

»Ich, alt?« Ich kann immer noch zweimal hintereinander mit einer Frau schlafen. Einmal im Winter, und einmal im Sommer.«   *Alfred Capus*

»Nur weil man im Winter immer sagt: ›Mach die Tür zu, draußen ist es kalt!‹, bedeutet das noch lange nicht, dass es draußen wärmer wird, wenn die Tür dann zu ist.«   *Pierre Dac*

77

✳ »Selbst der schönste Winter kann uns nicht viel mehr
✳ bringen als Kälte. Etwas anderes hat er schließlich nie
✳ gelernt.«   *Pierre Dac*
✳
✳ Wenn Sie Ihr Lachbuch im Winter mit Ihren höchst
✳ persönlichen Lach-nummern füllen, wird es Sie gut
✳ gelaunt durch die dunkle Jahreszeit bringen. Denn Sie
✳ nutzen damit eine neue Erkenntnis über den Zu-
✳ sammenhang zwischen Lachen und Laune: Früher
✳ herrschte die Ansicht, der Mensch lache nur, wenn das
✳ Leben ihm spontan einen Grund dafür gibt. Doch
✳ inzwischen haben neurologische und psychologische
✳ Studien ergeben, dass sogar Lachtraining das körper-
✳ liche und geistige Wohlbefinden steigert.

Über den Zusammenhang zwischen
Langeweile und Essverhalten

Wenn wir uns langweilen – etwa bei einem öden Film oder
bei monotoner Routinearbeit –, leidet unser Gehirn. Und
auch der restliche Körper, denn er nimmt kleine Beschwerden stärker wahr. Also versuchen wir, die Langeweile durch
(Frust-)Essen zu kompensieren. In der Regel vergeblich.

Eine niederländische Studie lieferte nun einen weiteren,
erstaunlichen Beleg für die ungesunden Folgen von Langeweile. An einem Schlechtwettertag bekam die eine Hälfte
der Probanden in Endlosschleife einen zehnminütigen Do-
kumentarfilm über ein völlig uninteressantes Thema zu sehen. Die andere Hälfte durfte einen Actionfilm schauen,

der fesselnd war bis zur allerletzten Minute. Beide Gruppen hatten Schokolade in Reichweite. Ergebnis: Die Teilnehmer der ersten Gruppe aßen langeweilebedingt signifikant mehr Schokolade als die Teilnehmer der Vergleichsgruppe.

Dasselbe Forscherteam führte anschließend einen zweiten, komplexeren Versuch durch: Es untersuchte die unterschiedlichen Auswirkungen eines traurigen/langweiligen/»neutralen« Films auf die Psyche der Versuchsteilnehmer. Der neutrale Film befasste sich mit Medizin-Nobelpreisträger Eric Kandel, der nachweisen konnte, dass das Gehirn auf äußere Lebensumstände reagiert. In dem langweiligen Film spielte derselbe Eric Kandel Hallentennis. Der traurige Film schließlich erzählt die Geschichte eines kranken Mädchens, das eine Knochenmarktransplantation über sich ergehen lassen muss.

Die »cinephilen Versuchskaninchen« hatten die Möglichkeit, sich während der Filme gegen aufkommende Langeweile mit kleinen Stromstößen zu behandeln. Über Intensität und Dauer der Stromstöße konnten sie selbst entscheiden. Die Datenauswertung zeigte, dass die Zuschauer des langweiligen Films sich doppelt so häufig und doppelt so intensiv dem elektrischen Schmerzimpuls aussetzten. Was im Umkehrschluss bedeutet, dass die schädlichen Auswirkungen von Langeweile auf die Stimmung schon ab der ersten Stunde mess- und nachweisbar sind.

Und daraus wiederum lässt sich eine Lektion fürs Leben lernen: Wer Langeweile gar nicht erst aufkommen lässt, hat Medizin und Psychologie auf seiner Seite. Im Winter tun wir zu viel gegen die Kälte und zu wenig gegen die Langeweile. Dabei lässt sie sich leicht vermeiden, wir haben

schließlich in x technischen Spielarten mehr als genug gute
Filme, Bücher, Spiele, Musik und sonstige Zerstreuungen
zur Auswahl. Und Feste feiern können wir auch.

Ganz egal, welche Unterhaltungsform Sie persönlich bevorzugen – sie alle werden Sie zuverlässig davor schützen,
aus purer Langeweile in Trauer zu versinken, wahllos Kalorien in sich hineinzustopfen oder womöglich sogar in einem
Akt der Verzweiflung die große Öde mit selbst verursachten
Schmerzen zu bekämpfen.

Lachen mit Jules Renard

Dieser bekannte französische Autor bekämpfte seinen
Hang zur Melancholie durch das Schreiben unterhalt-
samer Bücher, mit denen er seine Leser zum Lachen
brachte. Hier ein paar kleine Kostproben:

*»Endlich weiß ich, was den Mensch vom Tier unterschei-
det: Geldsorgen.«*
*»Die Angst vor der Langeweile ist die einzige Entschuldi-
gung für die Arbeit.«*
»Auch ich lege Geld auf die Seite. Nur auf die falsche.«
*»Ich weiß nicht, ob Gott existiert, aber für sein Ansehen
wäre es besser, wenn es ihn nicht gäbe.«*

Mohnblumen-Meditation

Draußen ist es kalt? Es regnet? Dann probieren Sie doch einfach mal wieder einen Klassiker aus: Gehen Sie ins Museum! Genauer gesagt in eine Gemäldegalerie. Denn die Malerei ist ein sprudelnder Quell positiver Emotionen – und damit ein natürliches Antidepressivum. Genau aus diesem Grund verschreibe ich meinen Patienten gerne eine kleine Gemälde-Meditation.

Hier ein Beispiel: In seinem Bild *Mohnblumenfeld* verwandelt Claude Monet einen schlichten Landspaziergang in ein Füllhorn stimulierender Impressionen. Das 1873 geschaffene Werk zeigt eine Frau mit Strohhut und Sonnenschirm, die mit einem Kind durch ein wogendes Mohnfeld wandelt. Heute hängt das Bild im Pariser Impressionisten-Museum *Quai d'Orsay*. Nicht unbedingt in der Nähe, ich weiß, aber Sie können es auch leicht im Internet finden.

Sie müssen dem Gemälde schon ein bisschen Zeit geben, damit es in einen Dialog mit Ihnen treten und seine Magie entfalten kann. Zu diesem Prozess gehören immer zwei: Der Betrachter durchdringt das Bild, und das Bild durchdringt den Betrachter. Völlig in der Betrachtung aufzugehen, alles andere für einen Moment loszulassen – das ist für viele Menschen ein völlig neuer Weg, Kunst zu erleben. Häufig hetzen Museumsbesucher im Schweinsgalopp durch die Ausstellungsräume und sind hinterher auch noch stolz, den Louvre, den Prado oder die National Gallery innerhalb von zwei Stunden »durchgezogen« zu haben. Sie halten die Bilder nicht im Gedächtnis fest, sondern auf der Speicherkarte ihrer Handys und Fotoapparate. Sie lassen ihnen nicht die Zeit, auf Geist und Gemüt einzuwirken, und haben deshalb keine Chance, ihre Magie zu erfahren.

Machen *Sie* es besser.

Wichtigste Voraussetzung für vollen Bildgenuss: Betrachten Sie es mindestens fünf Minuten lang, lieber länger. Übungshalber können Sie mit dem Bild von Monet beginnen. Widmen Sie ihm fünf Minuten lang Ihre komplette Aufmerksamkeit, ohne den Blick abschweifen zu lassen. Zu Anfang mag es gefühlt quälend lang dauern, bis es Ihnen gelingt, mit dem Bild in Kontakt zu treten. Falls Sie zu den Menschen gehören, die durch Musik ihre Konzentrationsfähigkeit verbessern können, versuchen Sie doch mal, Ihre Bildbetrachtung mit einem anderen Kulturhighlight zu kombinieren: klassischer Musik. Ich persönlich empfehle in diesem Fall gerne die verträumt-meditativen Klavierzyklen von Erik Satie, insbesondere die *Gymnopédies pour Piano seul*.

Durch die Kombination von Bildbetrachtung und Musikgenuss stimulieren Sie gleichzeitig beide Gehirnhälften. Die linke Hemisphäre, die für rationale Denkprozesse zuständig ist, und die rechte, die Emotionen und Farben verarbeitet. Falls bei Ihnen wie bei vielen Menschen die linke Hemisphäre dominant ist, wird sie versuchen, erlerntes Wissen über den Impressionismus, impressionistische Maler und ihre Werke abzuspulen. Also sollten sie ihr in dieser Situation nicht allzu viel Aufmerksamkeit gönnen. Die rechte Gehirnhälfte spielt bei der Bildbetrachtung eine viel wichtigere Rolle. Denn sie ermöglicht es Ihnen, in das Bild hineinzutreten. Und neben der Dame mit dem Sonnenschirm durch das Mohnblumenfeld zu spazieren.

Am meisten profitieren stark leistungsorientierte Hektiker von dieser Form der meditativen Bildbetrachtung. Sie verlieren zwar (scheinbar) ein paar Minuten – doch genau für diese Zeitspanne herrscht in ihrem Kopf wohltuende Leere. Verwundert erleben sie das Glück der Langsamkeit.

Sollten Sie über der Betrachtung von Monets Mohnblumenfeld in losen Gedankengespinsten und Tagträumereien versinken und dabei die Zeit vergessen, dann ist diese kleine Übung für Sie ein voller Erfolg. Denn unbewusst haben Sie jemandem das Wort erteilt, dem Sie sonst womöglich eher selten zuhören: Ihrer inneren Stimme oder, anders ausgedrückt, Ihrer Intuition.

Es ist Ihre Intuition, die Sie an der Hand nimmt und durch das Bild führt, von der Geschichte, die es erzählt, bis hin zur Farbgebung. Beginnen wir mit der Geschichte. Eine Frau geht mit einem Kind spazieren. Ist sie die Mutter des Kindes? Was kommt Ihnen bei dieser Szene in den Sinn? An welche Momente Ihres Lebens erinnert sie Sie? Welche Sehnsüchte löst sie in Ihnen aus? Lust auf einen Spaziergang? Oder auf eine Begegnung? Hören Sie den beiden Personen zu. Was erzählen sie einander? Was erzählen sie Ihnen? Lassen Sie Ihrer Assoziationslust und Ihren Gedanken freien Lauf.

Und dann lassen Sie sich von den Farben bezaubern. Die Farbtherapie, auch Chromotherapie genannt, ist zwar wissenschaftlich noch nicht vollständig anerkannt. Aber auch ohne offizielle Bestätigung wirkt das Rot der Mohnblumen mit dem Grün der Gräser zweifellos stimulierend. Diese beiden Farben spenden Energie und steigern die Bewegungslust. Auch die, weiter durch das Bild zu wandern.

Falls Sie dennoch am Nutzen dieser Übung zweifeln, wird Sie ein einschlägiges Forschungsergebnis dazu bringen, sich wenigstens versuchsweise auf das Mohnblumenfeld einzulassen: Nach derzeitigem Wissensstand sind Menschen, die sich täglich ein paar Minuten Zeit für die meditative Betrachtung eines Bildes nehmen, gesünder als andere. Denn diese Achtsamkeitsübung stärkt das Herz, senkt den Pegel des Stresshormons Adrenalin und fördert das Nervenwachstum im Gehirn, den sogenannten *Nerve Growth Factor*. Es wird munterer, schneller und leistungsfähiger, und das Blut wird dünnflüssiger.

Wie winterempfindlich sind Sie?

Wie wir schon gesehen haben, sind *echte* Winterdepressionen im klinischen Sinne – sogenannte saisonalaffektive Störungen –, selten. Viele Menschen sind zwar im Winter mürrischer und antriebsloser als sonst, aber solche Tendenzen deuten nicht auf eine richtiggehende Erkrankung hin. Dennoch kann es nicht schaden, sich mit ihren typischen Symptomen vertraut zu machen. Mithilfe des folgenden Tests können Sie herausfinden, in welchem Maß der Winter Ihre Stimmung ins Dauertief drücken könnte. Bitte antworten Sie möglichst spontan und zählen Sie anschließend Ihre Punktzahl zusammen.

1) Vergleichen Sie Ihre vorherrschende Stimmung im Sommer mit Ihrer Laune-Tendenz im Winter. Bemerken Sie Unterschiede?

o Keine Unterschiede
2 Im Winter bin ich etwas mürrischer und bedrückter
4 Radikaler Stimmungsumschwung

2) Ändert sich im Winter Ihre Schlafdauer?
o Keine Veränderung
2 Ich schlafe ein bisschen mehr
4 Radikale Veränderung

3) Ändert sich im Winter Ihr Energiepegel?
o Keine Veränderung
2 Ich fühle mich ein bisschen schlapper
4 Radikale Veränderung

4) Ändert sich im Winter Ihre Laune?
o Keine Veränderung
2 Ich bin ein bisschen weniger fröhlich
4 Radikale Veränderung

5) Ändert sich im Winter Ihr Gewicht?
o Keine Veränderung
2 Ich nehme ein bisschen zu
4 Radikale Veränderung

6) Ändert sich im Winter Ihr Appetit?
o Keine Veränderung
2 Ich habe ein bisschen mehr Hunger
4 Radikale Veränderung

✳
✳
✳
✳
✳
✳
✳
✳
✳
✳
Ein Ergebnis über sechs Punkten deutet auf eine erhöhte Anfälligkeit für jahreszeitlich bedingte Stimmungsschwankungen hin. Aber keine Sorge, durch die Lektüre dieses Buches lernen Sie schließlich gerade, wie Sie gut gelaunt durch den Winter kommen. Und Ihre erhöhte Anfälligkeit können Sie kompensieren, indem Sie die entsprechenden Übungen einfach ein bisschen länger und häufiger durchführen.

Winterliche Wunschkonzerte

Wenn es die Musik nicht gäbe, müsste die Medizin sie erfinden. Denn sie ist eins der besten natürlichen Heilmittel für Körper und Gemüt – und es wird immer besser erforscht, wie sie sich am wirkungsvollsten einsetzen lässt. Aus der gesundheitsfördernden Wirkung von Musik wurde sogar eine neue Heilmethode abgeleitet, die Musiktherapie. Sie gibt unter anderem Empfehlungen darüber ab, welche Musik wir wie lange und unter welchen äußeren Bedingungen hören sollten, um unser Wohlbefinden zu steigern. Wobei natürlich immer auch der persönliche Musikgeschmack zu berücksichtigen ist. Und der ist manchmal eher speziell. So antwortete etwa General de Gaulle auf die Frage nach seiner Beziehung zur Musik: »Für mich gibt es nur zwei Musikstücke. Erstens die *Marseillaise* – und zweitens alles, was *nicht* die *Marseillaise* ist.«

Zu Besuch bei den Amish:
Winterglück statt Wintertrübsal

Im Winter gleichen elektrische Lichtquellen den Mangel an Tageslicht aus. Aber natürlich nur, wenn man sie überhaupt zum Einsatz bringt. Die Glaubensgemeinschaft der *Amish* in Lancaster County im US-Bundesstaat Pennsylvania tut genau das nicht, denn ihre Religion verbietet ihnen die Benutzung von Strom, Telefon, Auto und anderen technischen Errungenschaften. Sie haben nur Kerzen und Gaslampen zur Verfügung und sind deshalb dem Winterdunkel in besonderem Maße ausgesetzt. Auf die Frage, wie sie damit klarkommen, fanden Forscher eine überraschende Antwort: prima! Die Amish kommen sogar besser durch die dunkle Jahreszeit als andere Menschen. Sie haben kein elektrisches Licht, doch ihre Lebensweise schützt sie vor den negativen Folgen des Lichtmangels. Dank ihrer einerseits abgeschotteten, andererseits stark auf Zusammenhalt gegründeten Gemeinschaft kann der Winter ihnen nichts anhaben. In ihrem Glauben und in zahlreichen festen Gebräuchen finden sie dieselbe Zerstreuung wie unsereins in Computern, Fernsehern und bunten Neonlichtern.

Wenn Sie die stimmungsfördernde Wirkung der Musiktherapie am eigenen Gemüt ausprobieren wollen, müssten Sie eventuell Ihren Musikgeschmack etwas erweitern. Doch das würde sich auf alle Fälle lohnen, denn die Wirksamkeit bestimmter besonders stimulierender Stücke wurde von einigen spezialisierten Krankenhausabteilungen bereits getestet und bestätigt. Diese Musik verringert Stressgefühl und Schmerzempfinden, sie wird daher inzwischen auch in der Wiederbelebung und auf Frühchenstationen erfolgreich eingesetzt. Bei den Frühgeborenen beschleunigt sie die Entwicklung des Gehirns. Und bei Erwachsenen fördert sie über die Ausschüttung von Gute-Laune-Hormonen auch das Nervenwachstum im Gehirn. So können sich die Neuronen schneller regenerieren und neue Nervenverbindungen knüpfen.

Darüber hinaus ist Musik der denkbar beste Einstieg in die Meditation für alle, die diese Entspannungstechnik lernen wollen, aber bisher nicht wissen, wie. Wer sich einige Minuten lang völlig auf ein Musikstück konzentriert, macht quasi automatisch seine erste Meditationserfahrung. Und mit wachsender Konzentrationsfähigkeit und Selbstvergessenheit werden Sie Meditation als einzigartige Verknüpfung von Bewusstseinserweiterung und Entspannung erleben.

Meiner persönlichen Erfahrung nach spielt die Musik eine so große Rolle, dass ich Patienten auf der Suche nach stimmungsfördernden Maßnahmen gerne ein »ärztliches Musikrezept« ausstelle. Die allgemeine Reaktion ist zunächst eher verhalten. Die Patienten zweifeln an der Seriosität dieser Behandlungsform. Doch schon nach einigen Tagen Musiktherapie verspüren sie erste positive Auswirkungen.

Welche Musik sollte man denn nun zum Einsatz bringen? Das hängt letztlich vom persönlichen Geschmack ab. Als leidenschaftlicher Klassikfan habe ich in meinem letzten Buch bereits Mozarts Sonate für zwei Klaviere (Köchelverzeichnis Nr. 448) empfohlen. Falls Sie meinen Musikgeschmack teilen, können Sie Ihre Stimmung bestimmt auch mit weiteren Mozartwerken in die Höhe treiben. Lust auf ein kleines Hörabenteuer? Versuchen Sie es doch mal mit der »Champagner-Arie« aus Don Giovanni, *Fin ch'han dal vino*. Oder mit Mozarts *Türkischem Marsch* in der Aufnahme von Vladimir Horowitz, einem wunderbaren natürlichen Antidepressivum. Und es ist auch nur vier Minuten lang, also können Sie es sich leicht morgens nach dem Aufwachen oder abends nach dem Essen anhören. Die angenehme und belebende Wirkung ist sofort spürbar. Wenn Sie können, hören Sie das Stück noch einmal mit unverminderter Aufmerksamkeit, und tanken Sie so gleich noch ein bisschen mehr gute Laune. Auch die *Concerti Grossi* von Arcangelo Corelli sind immer eine hervorragende Wahl. Einem Komponisten, der mit Vornamen *Erzengel* heißt, können Sie sich ruhig anvertrauen.

Wie wär's mit weiteren musiktherapeutischen Entdeckungen? Auch der Jazz hat in dieser Hinsicht viel zu bieten. *Take Five* von Dave Brubeck etwa hat das Zeug, Sie mit seinem Drive im null Komma nichts aus jedwedem Stimmungsloch herauszuholen. Apropos: Wissen Sie, welches Musikinstrument für unsere Stimmung am besten ist? Das Schlagzeug. Jazz-Schlagzeuger können bei ihren Zuhörern jeglichen Anflug von Wut und Ärger vertreiben. Sie bringen schlappe Gemüter in Schwung, ihr Tempo wirkt erfrischend und anregend auf das Gehirn. Eines der wegen seiner stimulierenden Wirkung meistverwendeten Alben ist übrigens *Moanin'* von *Art Blakey and the Jazz Messengers*.

Die Winterhits der Kardiologen

Kardiologen haben eine Technik zur Verfügung, mit der sich die Auswirkungen von Musik auf den Körper präzise messen lassen: das Elektro-Kardiogramm, kurz EKG. Auf der Basis typischer Messergebnisse empfehlen sie antriebslosen oder niedergeschlagenen Patienten eine Herzfrequenz und Blutdruck stimulierende Musikauswahl. Sie wirkt belebend und stimmungshebend. Nervösen und gestressten Patienten empfehlen sie hingegen Musik, die Adrenalinpegel, Herzfrequenz und Blutdruck senkt.

Ein Expertenteam hat anhand bestimmter Musikstücke die Wirkung der wichtigsten Musikformen auf Herz und Gefäße sogar ganz genau erfasst. Hier die Ergebnisse im Überblick:

Temporeich und euphorisierend = emotionale Stimulation bei beschleunigtem Herzschlag

Corona: *Rhythm Of The Night*
Deep Blue Something: *Breakfast at Tiffany's*
Depeche Mode: *Just Can't Get Enough*
Kate Nash: *Foundations*

Ruhig und euphorisierend = emotionale Stimulation bei gleichbleibendem Herzschlag
Dinah Washington: *What a Difference a Day Makes*
The Temptations: *Just My Imagination*
Moriarty: *Jimmy*

* Jay Ungar & Molly Mason: *Bound For Another Harvest Home*

Meditativ = beruhigend, entspannend, achtsamkeits-
fördernd
Johannes Brahms: *Vergangen ist mir Glück und Heil*
(Chorwerke, Op. 62, Nr. 7)
Sergej Rachmaninow: *Ganznächtliche Vigil*, Opus 37
Gabriel Fauré: *Requiem*

Gedanken und wie man sie entschleunigt

Das Gehirn arbeitet mit zwei Denksystemen unterschiedlicher Geschwindigkeit. System 1 ist schnell, intuitiv und
emotional – weshalb wir ihm viele unserer Fehlentschei-
dungen zu verdanken haben. System 2 hingegen ist langsam, rational, bewusst. Es kommt zum Einsatz, wenn wir
überlegen und analysieren. Der 2002 mit dem Wirtschafts-
Nobelpreis ausgezeichnete Psychologe Daniel Kahneman
hat dieses duale System entdeckt und in seinem Buch
Schnelles Denken, langsames Denken beschrieben. Seine Erkenntnisse können uns helfen, gut gelaunt durch den Winter zu kommen. Denn Wut, Verärgerung und Übellaunig-
keit steigen nicht zuletzt deshalb in uns hoch, weil wir zu
schnell denken und aus reiner Ungeduld Fehler machen.
Wir stufen bestimmte Personen oder Situationen als bedrohlich ein und reagieren entsprechend ängstlich/miss-
trauisch/aggressiv, bloß weil wir uns zu sehr auf den ersten
Eindruck verlassen, den System 1 uns vermittelt. Da kommt

der Winter wie gerufen, um System 2 zu stärken, sprich: Gedanken und Gehirn zu entschleunigen.

Ein geruhsamer Abend daheim ist ideal dazu geeignet, die Wonnen der Langsamkeit zu entdecken. In diesem Modus scheint das Gehirn zwar weniger leistungsstark – aber es erliegt auch seltener voreiligen Trugschlüssen.

Auch hier ist die Musik eine wertvolle Hilfe. Denn sie bestimmt Rhythmus und Geschwindigkeit Ihrer inneren Stimme und Ihrer Gedanken. Forschungsergebnisse lassen sogar darauf schließen, dass Musik sämtliche Hirnprozesse beeinflusst. Wenn das kein guter Grund ist, den geruhsamen Abend daheim durch entschleunigende Musik noch ein bisschen geruhsamer zu gestalten. Ich für mein Teil stärke mein System 2, also das langsame Denken, gerne mit Schuberts *Winterreise* (und übrigens auch mit russischen Literaturklassikern von Tolstoi bis Dostojewski). Vielleicht verhilft sie ja auch Ihnen zur Entdeckung der Langsamkeit? Oder Sie probieren die Musik aus, die im Internet unter dem Stichwort »Entspannungsmusik« zu finden ist. Dort sind sogar unter wissenschaftlichen Gesichtspunkten zusammengestellte Playlists zu finden, etwa »Die zehn beruhigendsten Songs der Welt«. Mit dabei: *Someone like you* von Adele, *Watermark* von Enya und *Strawberry Swing* von Coldplay. Alles nicht so Ihr Ding? Dann stellen Sie sich doch einfach Ihre ganz persönliche Musiktherapie zusammen. In Sachen Musik wissen Sie bestimmt selbst am allerbesten, was gut für Sie ist ...

Wenn Sie sich einmal daran gewöhnt haben, Ihre Denkprozesse behutsam einzubremsen, können Sie diesen verlangsamten Rhythmus auch auf Ihr Alltagsleben übertragen. Mit dem überaus angenehmen Ergebnis, dass Sie nicht mehr wegen jeder Bagatelle daheim oder im Job gereizt reagieren – weil Sie *erkennen*, dass es sich um Bagatellen handelt. Nicht um ernsthafte Probleme. Merke: Eine Tasse heißen Tees, ein epischer Roman und die richtige Musik genügen, um eine erste winterliche Entschleunigungserfahrung zu machen.

Ein halbes Stündchen früher aus den Federn – und der Winter kann Ihnen nichts mehr anhaben

An Ihrem bevorzugten Alltagsrhythmus können Sie ablesen, ob Sie eher Morgen- oder eher Nachtmensch sind. Die »Lerchen« sind in der Frühe am fittesten, aktivsten und kreativsten. Sie beginnen gerne früh mit ihrer Arbeit und gehen gerne früh schlafen. Die »Eulen« hingegen stehen spät auf und gehen entsprechend spät ins Bett. Diese Verhaltensunterschiede entstehen durch unterschiedliche Biorhythmen, Gewohnheiten und kulturelle Bräuche. Und durch das Hormon Melatonin, das den Schlaf-Wach-Rhythmus regelt.

Kinder sind normalerweise Morgenmenschen, Jugendliche eher Nachtmenschen. Beides ist für Erwachsene oft enervierend: Kinder, die ihre Eltern im Morgengrauen aus dem Schlaf reißen, ebenso wie Youngster, die ihre Eltern durch nächtelanges Wegbleiben um den Schlaf bringen. Generell lässt sich feststellen, dass mit steigendem Alter die Tendenz zum Morgenmenschen zunimmt.

Im Winter wird ein bedeutsamer Unterschied zwischen Nacht- und Tagmenschen erkennbar. Jüngere Studien weisen darauf hin, dass Nachtmenschen anfälliger für Winterdepressionen sind. Sie haben mit Lichtmangel und kurzen Tagen deutlich mehr zu kämpfen als Morgenmenschen.

Aus dieser Erkenntnis lässt sich eine Faustregel ableiten: Wer möglichst gut gelaunt durch den Winter kommen will, sollte sich an den »Lerchen« orientieren. Am besten gehen Sie mit Beginn der dunklen Jahreszeit systematisch früher schlafen. Mit jeder Nacht, die Sie früher als sonst ins Bett kommen, wappnen Sie sich besser gegen die dunkelsten Wintertage. Denn Sie synchronisieren so die Ausschüttung des »Schlafhormons« Melatonin mit dem winterbedingt veränderten Schlaf-Wach-Rhythmus.

Gleichzeitig sollten Sie natürlich morgens entsprechend früher aufstehen. Falls Ihnen dieses ungewohnte Schlafprogramm aufgrund Ihrer persönlichen Neigungen oder Lebensumstände schwerfällt, lassen Sie es langsam angehen. Es reicht schon, wenn Sie morgens den Wecker zehn Minuten früher stellen, zum Ausgleich abends zehn Minuten früher schlafen gehen, und sich dann wöchentlich steigern. Sobald Sie Ihren Schlaf-Wach-Rhythmus erfolgreich um dreißig Minuten verschoben haben, werden Sie morgens voll fit sein, versprochen. Wilde Feste feiern und bis in die Puppen schlafen können Sie dann, wenn die Tage wieder länger werden.

»Es gibt zwei Arten Menschen auf der Welt: die Guten und die Bösen. Die Bösen schlafen schlechter, amüsieren sich aber in ihren wachen Stunden wesentlich besser.«

Frühlingserwachen

Im Winter lässt sich der Körper nicht nur über gewöhnungsbedürftiges Weckerklingeln beeinflussen, sondern auch ganz behutsam. Zum Beispiel durch *affective touch,* gezielt gefühlsorientierte Berührungen. Diese überaus zarte Methode können Sie mit einem Partner oder auch allein ausprobieren. Alles, was Sie dazu brauchen, ist ein Make-up-Pinsel. Berühren Sie damit drei Sekunden lang die zarte Haut auf der Innenseite Ihres Unterarms (oder die gleiche Stelle bei Ihrem Partner). Wenden Sie den Blick ab, damit es nicht zu visuellen Interferenzen kommt. Nach drei Sekunden berühren Sie mit dem Pinsel eine andere Stelle. Die Berührung sollte von Mal zu Mal zarter und leichter werden.

Gut gelaunt durch den Winter: der perfekte Tagesplan

Morgens
- Stehen Sie dreißig Minuten früher auf, um Ihren Schlaf-Wach-Rhythmus auf die Winterzeit umzustellen.
- Werfen Sie ruhig einen Blick auf den Wetterbericht, aber gehen Sie auf alle Fälle raus an die frische Luft, um Körper und Gemüt auf Trab zu bringen. Auch wenn es unterirdisch kalt sein sollte – sechs Minuten Morgenspaziergang sind Pflicht.
- Trinken Sie einen heißen Tee, um Ihren Serotoninpegel zu erhöhen.

Mittags
- Entscheiden Sie sich möglichst häufig für ein Gericht mit Sardinen oder Makrelen, um Ihren Vitamin-D-Speicher zu füllen.
- Bringen Sie Abwechslung in Ihren Speiseplan und Ihren Tagesablauf, um Heißhungerattacken vorzubeugen.

Nachmittags

- Verbringen Sie mindestens eine Stunde in hell erleuchteter Umgebung, egal ob draußen oder drinnen.
- Läuten Sie Ihren Feierabend ein, indem Sie zeichnen oder zum Zeichenkurs gehen.
- Notieren Sie in Ihrem Lachbuch eine Sache, die Sie heute zum Lachen gebracht hat.
- Betrachten Sie mindestens zehn Minuten lang ein Bild, um Fortschritte in Sachen Meditation zu machen.
- Verzichten Sie auf Mittagsschlaf und Nickerchen, um Ihren Schlaf-Wach-Rhythmus nicht zu stören.

Abends

- Trainieren Sie Ihre positive Erwartungshaltung, indem Sie sich ausmalen, wie schön der Frühling wird.
- Backen Sie zur Entspannung ein Brot.
- Essen Sie zum Abendbrot auch ein paar Gewürzgurken oder Mixed Pickles.
- Blättern Sie in Ihrem Adressbuch oder in einem großen Roman.
- Hören Sie sich ein paar Musikstücke auf Ihrer neuen Entspannungs-Playlist an.
- Nehmen Sie einen Pinsel zur Hand und üben Sie sich im *affective touch*.

Gut gelaunt durch den Frühling

>»Erst unser Glaube an die Rosen
>lässt sie erblühen.«
>
>Anatole France

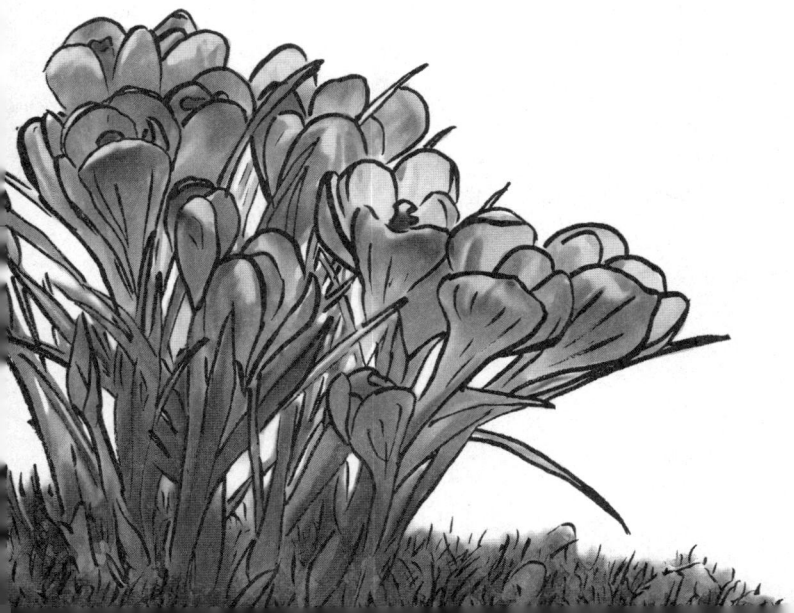

Der eine oder andere Leser verliert mit Beginn des Frühlings vielleicht das Interesse an diesem Buch. Wer braucht in dieser Jahreszeit schon schlaue Ratschläge, um seine Laune zu verbessern, wo doch Euphorie und neue Energie quasi in der Luft liegen? Wie sagte doch gleich der französische Philosoph Alain: »*Pessimismus ist eine Sache der Veranlagung, Optimismus hingegen eine Frage des Willens.*« Im Frühjahr gibt's wenig Anlass für schwarze Gedanken. Der Wonnemonat Mai ist so wunderbar, da mag man kaum glauben, dass er auch Montage hat. Und die Ferien stehen praktisch schon vor der Tür – wer kann da schon noch Trübsal blasen.

Und trotzdem macht längst nicht jeder spontan Freudensprünge, wenn die Tage wieder länger werden. Das stelle ich in meiner Sprechstunde immer wieder fest. Niedergeschlagene oder missmutige Menschen leiden im Frühling eher noch mehr, weil kaum jemand ihr Stimmungstief nachvollziehen kann. Dabei steht nirgends geschrieben, dass die genauso ticken müssen wie alle anderen. Falls Sie die Welt im Juni genauso grau in grau sehen wie im Winter, ist das Ihr gutes Recht. Sie müssen sich nicht mit Selbstvorwürfen quälen, bloß weil Sonne und Wärme Ihre Laune in den Keller treiben. Oder weil die blühende Natur Sie nicht dazu verlockt, auch nur einen Fuß vor die Tür zu setzen. Gute Laune ist kein Gemütszustand, den man erzwingen kann. Sie ist weder kollektiv erfahrbar noch naturgegeben und schon gar keine Verpflichtung. Folglich erlebt jeder den Frühling anders. Und wenn diese Jahreszeit Sie kaltlässt, können Sie sich tausendmal vorbeten, der Frühling sei doch »von Natur aus« heiter, ohne dass sich an Ihrem Gemütszustand etwas ändert. Da sollten Sie sich lieber auf ein paar stimmungsfördernde Übungen einlassen, die speziell auf den Frühling zugeschnitten sind.

Frühjahrskur für den Körper

Rote Teller – der Figur zuliebe

Im Frühling ändern wir unsere Ernährung. Nicht unbedingt in Richtung Diät, aber wir achten mehr auf die Kalorien. Der Sommer steht vor der Tür, da denkt man an seine Figur und an die leichten Sommersachen im Schrank. Mit schweren Essen gegen die Winterkälte – diese Ausrede zieht nicht mehr, also stehen jetzt vorzugsweise Obst und Gemüse auf dem Speiseplan.

Trotzdem ist es nicht leicht, dem allgegenwärtigen Junkfood-Angebot zu widerstehen. Es ist süß oder fettig oder beides. Es ist ungesund. Und es ist unwiderstehlich. Junkfood ist sofortiger Genuss, der Lust macht auf mehr. Die Verlockung war nahezu unwiderstehlich. Bis Wissenschaftler eine originelle Strategie entwickelten, wie sich das gierige Gehirn umkonditionieren lässt.

Ein deutsch-schweizerisches Psychologentrio hat einen Trick entdeckt, mit dem sich Junkfood-Jieper locker besiegen lassen. Die drei haben herausgefunden, dass die Farbe Rot übermäßige Esslust einbremsen kann. Denn Rot wirkt offenbar wie ein Verbot auf unsere Emotionen, unsere Verhaltensweisen und auch auf unser Gehirn. Wenn wir »rot sehen«, nehmen wir uns zurück, intuitiv und ohne bewusste Anstrengung. Schließlich sind wir seit frühester Kindheit darauf konditioniert, dass Rot gleichbedeutend ist mit »Stopp!«, »Gefahr!« und »Verboten!«. Unser Gehirn erkennt die Farbe, reagiert auf die Warnung und sorgt dafür, dass wir an einer roten Ampel quasi wie von selbst anhalten.

Die einleuchtendste Erklärung für dieses Phänomen besagt, dass wir genetisch darauf programmiert sind, uns vor der Farbe Rot zu fürchten und entsprechend vorsichtig zu sein, wenn wir sie wahrnehmen. Im Laufe der Evolution haben wir gelernt, die Finger von knallroten Beeren an wild wachsenden Büschen und Bäumen zu lassen, weil sie giftig sein könnten. Auch mit Bestrafung bringen wir die Farbe Rot in Verbindung: Eine Klassenarbeit, die nur so strotzt von roten Anmerkungen, ist da ein untrügliches Omen.

Da ist es nur logisch, dass Rot zum Schutze der Gesundheit eingesetzt werden kann. Probieren Sie es aus: Wenn Sie Bonbons, Kartoffelchips und sonstigen Naschkram auf einen roten Teller legen, werden Sie weniger oft zugreifen. Denn Ihr Gehirn wertet die Farbe als Warnsignal. Es versetzt Sie unterbewusst in Alarmbereitschaft und schaltet um von Lust auf Vernunft. Das beweist ein zweites Experiment. Füllen Sie eine Hälfte Ihres roten Tellers mit Junkfood und die andere mit gesunden Nahrungsmitteln, etwa mit Chips und Trauben. Sie werden sehen: Die Tellerfarbe beeinflusst Gehirn und Emotionen so stark, dass Sie mehr Lust auf die Trauben verspüren als auf die Kartoffelchips.

Ernährungswissenschaftler haben diese Versuchsanordnung auch mit anderen Farben durchgeführt, ohne Erfolg. Der plötzliche Junkfood-Jieper lässt sich durch weiße oder blaue Teller nicht stoppen. Psychoanalytiker würden sagen, dass Rot das Über-Ich und damit das Gesundheitsbewusstsein stärkt. Wobei sich die Macht der Farbe Rot bei Frauen übrigens noch deutlicher zeigt als bei Männern.

Diese Methode scheint Ihnen zu simpel, um wahr zu sein? Aber sie funktioniert tatsächlich, und zwar unglaublich gut. Manchmal reicht eine so schlichte Strategie wie ein Farbwechsel im Geschirrschrank eben völlig aus, um den Heißhunger auf Ungesundes zu zügeln. Für leidenschaftliche Schlemmer und Naschkatzen müsste das eine wunderbare Nachricht sein: Einfach all den Junk, den sie sonst wie unter Zwang restlos verspachteln, auf roten Tellern anrichten.

Durch diese bewusste Farbwahl ändert sich auch die gesamte Einstellung zum Essen. Heißhungerattacken schwinden zugunsten bewusster Nahrungsaufnahme, ganz unspektakulär und ohne radikalen Verzicht. Ein unscheinbarer, aber effizienter Weg, seinem Körper etwas Gutes zu tun, den Lockrufen von Pommes, Pralinen & Co. widerstehen zu lernen und so allmählich aus der Junkfood-Sucht herauszufinden.

Rot als »mäßigende«, dem Kontrollverlust vorbeugende Instanz im Gehirn ließe sich sehr vielseitig verwenden. Der Vorstellungskraft sind da keine Grenzen gesetzt. So könnten wir beispielsweise aus roten Gläsern trinken, um uns vor unmäßiger Lust auf zuckerhaltige Softdrinks oder Alkohol zu schützen.

Und dann erst die Geschirrhersteller! Sie könnten »gesunde« rote Knabberschalen ins Sortiment aufnehmen, rote Teller für Bulimiker und rote Gläser für exzessive Weintrinker. Und was werden wohl die Krankenkassen sagen, wenn bei ihnen die ersten Anträge auf Kostenübernahme für rotes Geschirr eingehen?

Frühlingserwachen mit Jacques Brel

Niemand vermag die Frohnatur des Frühlings wohl besser zu beschreiben als ein melancholischer Chansonnier, der aus ihm neue Hoffnung schöpft:

Frühlingzeit, Frühlingszeit
Und mein Herz und dein Herz sind mit Weißwein
bemalt
Frühlingszeit, und wer liebt,
betet zu Notre-Dame vom Schönewetteramt
für nur einen Schwur, eine Blume,
ein Lächeln und nur einen Blick.

Aus: Le Printemps (Im Frühling)

Diese Tellerhälfte ist reserviert!

Mit dem Frühling hält auch neue Ware Einzug in die Gemüseläden und Frischobstregale der Supermärkte. Worauf warten Sie da noch – greifen Sie zu! Mit frischem Grünzeug tun Sie sich und Ihrer Gesundheit geradezu sprichwörtlich viel Gutes. Darüber hinaus unterstützen Sie damit die Erzeuger und womöglich auch den Trend zur Bioware.

Sie sind nicht so der Vitaminfanatiker und wissen nicht recht, wie viel Sie davon essen sollten? Dann schauen Sie beim Essen auf Ihren Teller. Er sollte zur Hälfte mit Obst und Gemüse bedeckt sein. Wenn das der Fall ist, ernähren Sie sich genau richtig. Und bringen damit sowohl Ihre Stimmung als auch Ihre Gesundheit in Topform. Sollte der Obst- und Gemüseanteil Ihrer Mahlzeiten hingegen eher mager ausfallen, überlegen Sie sich, worauf Sie zugunsten eines halben Tellers Gemüse verzichten könnten.

Diese 50-Prozent-Strategie wurde 2010 unter dem Namen *MyPlate* von Ernährungswissenschaftlern unter der Schirmherrschaft von Michelle Obama entwickelt. Angesichts der steigenden Fettleibigkeit in den USA rief die damalige Präsidentengattin gemeinsam mit den Gesundheitsbehörden zum Kampf gegen das Junkfood auf. Seitdem haben zahlreiche Amerikaner ihren Pommeskonsum zugunsten von Obst und Gemüse eingeschränkt und damit zweifellos ihre Gesundheit und auch ihre Laune gebessert.

Vitaminreiche Frischware führt dem Körper nicht nur mehr gesundheitsfördernde Wirkstoffe zu als fettiges, schweres Essen. Sondern sie macht den Frühling und das Wiedererwachen der Natur physisch erlebbar. Und das Beste: Mit dem »Grünzeug« werden Sie schneller satt, weil die darin enthaltenen Ballaststoffe den Magen besser füllen als zucker- und fettreiche Kost. Zwar sättigen auch tierische Eiweiße schnell und nachhaltig – aber davon essen Amerikaner wie Europäer ohnehin genug, um nicht zu sagen: zu viel.

Wieso genau ist dieser halbe Teller Obst und Gemüse nun eigentlich so segensreich? Ganz einfach. Sie weiten

Ihren Magen und rufen dadurch ein Gefühl der Sättigung hervor. Die darin enthaltenen Ballaststoffe bringen Ihren Darm in Schwung und füttern das Mikrobiom. Der Darm wird es Ihnen danken. Schließlich produziert die Darmflora Serotonin, das wichtigste Gute-Laune-Hormon. Es wird ins Gehirn weitergeleitet und erzeugt dort Wohlgefühle.

Frisch und ohne Konservierungsstoffe sollte sie sein, Ihre Gesundkost, dazu möglichst wenig gegart oder sonst wie weiterverarbeitet und am besten roh. Einzige Ausnahme in Sachen Sättigungsgefühl: frisches Obst in Form von Saft oder Smoothies. Ein einziges Glas Obstsaft spült schlagartig so viel Fruchtzucker ins Blut, dass Ihnen schwindlig werden könnte wie beim Eiweißschock nach einem Fastfood-Gelage. Erschwerend kommt hinzu, dass solche frischen Säfte eine schier unbezwingbare Lust auf mehr auslösen.

Genau wie Säfte haben auch Bananen sehr viele Kalorien, weshalb Sie im Frühling besser zu Früchten der Saison greifen sollten. Und ganz allgemein sollten Sie gerade im Frühjahr darauf achten, dass sich auf der anderen Hälfte Ihres Tellers nicht allzu viele Kohlenhydrate tummeln, wie sie in Reis, Nudeln und Kartoffeln enthalten sind.

Tausende Amerikaner haben sich Michelle Obamas *My-Plate*-Initiative zu Herzen genommen, mit durchschlagendem Erfolg. Im Jahr eins nach der Ernährungsumstellung fühlten sich die Teilnehmer generell fitter, energiegeladener, gesünder und besser gelaunt. Sie verloren Gewicht, im Schnitt beachtliche dreißig Prozent, und hatten deshalb auch mehr Spaß an körperlicher Bewegung. Was ihre Stimmung nur noch weiter beflügelte.

Lachmuskeltraining mit Michel Audiard

Die Aphorismen des großen Regisseurs und Drehbuchautors genießen in Frankreich Kultstatus. Zu Recht, finden Sie nicht? Hier ein paar Kostproben, die Sie bei Gefallen prima in Ihr Lachbuch aufnehmen könnten:

- *»Wer in Paris als Autofahrer über die Runden kommen will, braucht vor allem das entsprechende Vokabular.«*
- *»Wenn man über Geld redet, hören ab einem gewissen Betrag alle zu.«*
- *»Im Leben gibt es zwei Dinge, derer man sich nur im absoluten Notfall bedienen sollte: Zyankali und Loyalität.«*
- *»Der einzige Unterschied zwischen Glück und Unglück: Ans Glück gewöhnt man sich, ans Unglück nicht.«*

Wie die Italiener auf den Geschmack ihrer Gemüse gekommen sind

Wenn Sie im Frühling den Bauch einziehen und das Kreuz durchdrücken, um dynamischer zu wirken, ist das schon die halbe Miete: Sie sind auf dem besten Weg, Ihre Figur sommertauglich zu machen. Ähnlichen Zauber bewirkt auch der Glaube an die eigene Witzigkeit oder Verführungsgabe. Die eigene Überzeugung reicht schon aus, um die entsprechenden Eigenschaften in Ihnen hervorzurufen. *Mind makes reality,* sagt man, wir werden, was wir glauben zu sein.

Dieses Phänomen erweitert nicht nur den Blick auf das eigene Verhalten. Es ermöglicht uns auch, bestimmte Verhaltensmuster bei Bedarf relativ leicht zu ändern. Anders ausgedrückt: Sie können Ihr Selbstbild aktiv beeinflussen. Selbst kleine Veränderungen haben hier große Wirkung. Das Selbstbild zu verbessern ist fürs Ich besser als jede Schönheitsoperation.

Wenn schon Lifting, dann am besten eins zur Steigerung des körperlichen und geistigen Wohlbefindens: *Self-Identity Lifting!* So könnte man das Fazit einer britisch-italienischen Studie zum Essverhalten der Italiener zusammenfassen. Das Forscherteam hat in diesem Bereich Pionierarbeit geleistet. Aus ihr lässt sich eine Strategie ableiten, mit der sich Verhaltensmuster auf ebenso simple wie effiziente Weise korrigieren lassen. Der Ausgangspunkt: Es nützt oft rein gar nichts, sich zu einer Sache zu zwingen, die den eigenen Grundwerten widerspricht. Zu sehr sind wir meist insgeheim davon überzeugt, gegen unser »innerstes Wesen« einfach nicht anzukommen. Gezieltes Selbstbild-Lifting ist da die bessere Option. Wenn wir unser neues Selbstbild erst verinnerlicht haben, kommt der Rest von ganz allein. Denn es fühlt sich gut an, wenn wir uns im Einklang mit unserer wahren Natur fühlen, wenn das, was wir als unser innerstes Wesen betrachten, mit unserem täglichen Handeln harmoniert. Diese Übereinstimmung ist ein Gute-Laune-Macher erster Güte.

Die drei Psychologen wollten herausfinden, wie sich der Obst- und Gemüseverzehr der Italiener wohl steigern ließe. Denn entgegen anders lautenden Vorstellungen ist die »gesunde Mittelmeerkost« in Italien längst nicht überall die

Regel: Nur 18 Prozent der Einwohner nehmen täglich vier verschiedene Früchte und Gemüse zu sich. Im Süden des Landes fällt die Bilanz noch dürftiger aus: Dort sind es nur 14 Prozent, gegenüber 21 Prozent im Norden. Dabei weiß auch in Italien wohl jeder um die Bedeutung gesunder Ernährung für Körper und Psyche. Doch offenbar ist das Selbstbild der Italiener stärker: Sie sehen sich in erster Linie als treue Anhänger der traditionellen italienischen Küche mit ihren Nudelgerichten und Eisspezialitäten. Und da spielen frisches Obst und Gemüse eben nur eine Nebenrolle.

Die Forschungsergebnisse des Expertenteams deuten jedoch darauf hin, dass sich Ernährungsgewohnheiten in dem Maße ändern lassen, in dem sich das Selbstbild verändert. Durch *Self-Identity Lifting*, genau. Im konkreten Fall bedeutet das: Je größer die Bemühung, sich eher als »aktiv gesundheitsbewusst handelnd« zu definieren denn als« kulinarisch traditionstreu«, desto größer die Bereitschaft, den Verzehr kalorienträchtiger Spezialitäten einzuschränken zugunsten von Vitaminen, Mineralien und Ballaststoffen.

Wenn das kein gutes Mentaltraining fürs Frühjahr ist! Und zwar nicht nur für die Italiener. Wir alle essen generell wenig Gesundes, viel »Leckeres« und eindeutig zu viel Ungesundes. Mit Abstand am häufigsten essen wir jedoch alles, was uns quasi »selbstverständlich« scheint. Weil es uns schmeckt, zu unserer Kultur gehört – oder einen wichtigen Bestandteil unserer Identität ausmacht. Ausgesprochene Fleischliebhaber etwa frönen ihrer Leidenschaft mehrmals pro Woche, für sie ist Fleisch ein köstlicher Energielieferant.

Überzeugte Vegetarier hingegen verzehren mit derselben Leidenschaft Obst und Gemüse. Ganz egal, für welche Nahrungsmittel und Mengen wir uns entscheiden: Offenbar hat unsere Ernährung mehr mit dem Bedürfnis nach Einklang mit unserem Selbstbild zu tun als mit der Befriedigung von Hungergefühlen.

Mit dem Konzept der zielgerichteten Selbstbild-Veränderung arbeite ich auch in meiner Praxis. So nimmt sich etwa ein Raucher in der Regel als »von Natur aus« nikotinsüchtig wahr. Die Zigarette in der Hand ist unverrückbarer Bestandteil seines Selbstbilds, ein Leben »ohne« unvorstellbar. Doch wenn es ihm gelingt, sich als Nichtraucher zu visualisieren, ist der erfolgreiche Entzug nicht mehr fern. Die entsprechenden *Lifting*-Übungen werden ihm zunächst schwer auf die Nerven gehen. Doch dann folgt das große Staunen: »Ich – ein Nichtraucher? Echt jetzt?« Und dann hat er irgendwann genug Schwung, um diesmal wirklich ernst zu machen.

Im Bereich der Ernährung sind die positiven Folgen der gezielten Selbstbild-Veränderung noch viel ausgeprägter. Man charakterisiert sich – zufrieden oder weniger zufrieden – wahlweise als »starker Esser«, »schlechter Esser«, »Naschkatze«, »Junkfood-Fan« oder »Gemüseliebhaber« und packt genau das auf den Teller, was dem Selbstbild entspricht. Wer sich als »gesundheitsbewusst« wahrnimmt, nimmt in der Regel doppelt so häufig die empfohlene Tagesration von fünf Früchten und Gemüsen zu sich wie Menschen, die sich weniger stark oder gar nicht als gesundheitsbewusst ansehen.

Das Selbstbild hat also großen Einfluss auf unser Essverhalten. Und nicht nur das: Es beeinflusst sogar das Verhalten anderer Menschen im Umgang mit *uns!* Ihre Familie und Ihre Freunde nehmen Sie als »Pflanzenfresser« wahr? Dann werden Sie sich an dieses Selbstbild anpassen, das Sie ihnen vermittelt haben, wenn sie Sie zum Essen einladen. Dasselbe gilt für Alkohol- und Nikotinkonsum. Wenn *Sie* sich daranmachen, Ihr Selbstbild zu verändern, wird Ihr Umfeld Sie bei dieser Veränderung garantiert unterstützen.

Und wenn es Ihnen einmal gelungen ist, Ihre Selbstwahrnehmung in Sachen Ernährung/Alkohol/Nikotin umzuprogrammieren, haben Sie vielleicht Lust, einen weiteren Aspekt Ihres Selbstbilds zu verändern. Anwendungsgebiete gibt es genug. Körpergefühl und Fitness zum Beispiel, Stressverarbeitung, Stimmungstendenzen und sogar erotische Strahlkraft.

Alles gut und schön, höre ich Sie jetzt fragen. Aber wie bitte schön soll das funktionieren? Wenn das Selbstbild doch einen so wichtigen Teil unserer Persönlichkeit ausmacht, wie lässt es sich dann überhaupt verändern? Und dann auch noch so massiv, dass es mühelos neue Prinzipien à la »Weniger Alkohol, mehr Gemüse« akzeptiert?

Die Psychologen, die bei den Italienern die Bedeutung gezielter Selbstbild-Änderungen entdeckt haben, empfehlen als Aufwärmübung die Beschäftigung mit zwei Fragen zum Essverhalten und sonstigen Verhaltensmustern:

1. Wie ist mein heutiges Selbstbild entstanden?

• Haben in meiner Kindheit Mutter, Vater oder Geschwister grundsätzlich zu viel oder aber zu wenig gegessen?

- Habe ich ein Vorbild, dem ich ähnlich sein möchte, in Sachen Ernährung oder auch darüber hinaus?
- Welche Menschen in meinem Umfeld sind mir wichtig, von welchen halte ich mich lieber fern?

2. Wodurch hat sich mein Selbstbild zu seiner heutigen Form verfestigt?

- Bin ich empfänglich für Werbung?
- Schiebe ich die Umsetzung guter Vorsätze immer wieder auf, weil ich befürchte, eine Ernährungsumstellung würde mich zu viel Kraft kosten oder krank machen?
- Kann es sein, dass ich Angst davor habe, gezielt mein Selbstbild zu verändern? Wovor?

Je selbstkritischer Sie diese Fragen beantworten, desto besser, denn so können Sie Ihr bisheriges Selbstbild leichter von Ihrem angestrebten Selbstbild abgrenzen. Wenn Sie das erst mal klar vor sich sehen, ist der Rest im Wesentlichen Übungssache, genau wie man einen Sport erlernt. Allerdings sind viele Menschen aus Verzagtheit, Pessimismus oder Aberglauben felsenfest überzeugt, sich doch nie ändern zu können. Deshalb ist hier eine Strategie der kleinen Schritte angesagt: eine lose Folge kleiner und kleinster Veränderungen, und sei es probeweise für nur einen Tag. So vermeiden wir die Angst vor der eigenen Courage und machen gleichzeitig die motivierende Erfahrung, dass unsere Verhaltensmuster durchaus nicht so unabänderlich sind, wie wir glauben.

3. Schnelltest: Welche Bedeutung haben Gesundheit und Ernährung für Sie?

• Ich betrachte mich als Person, die gerne gesund isst.

o ——————————————————————— 10
Stimme überhaupt   Stimme
nicht zu   völlig zu

• Ich betrachte mich als Person, die sich für gesunde Ernährung interessiert.

o ——————————————————————— 10
Stimme überhaupt   Stimme
nicht zu   völlig zu

• Ich betrachte mich als Person, die sich für die Auswirkungen der Ernährung auf die Gesundheit interessiert.

o ——————————————————————— 10
Stimme überhaupt   Stimme
nicht zu   völlig zu

Wenn Sie 15 oder mehr Punkte erzielen, ist gesundheitsbewusste Ernährung bereits ein Teil Ihres Selbstbilds.

Wenn Sie weniger als 15 Punkte erzielen, sollten Sie in Erwägung ziehen, Ihr Selbstbild Schrittchen für Schrittchen in Richtung fitness- und gesundheitsfördernder Verhaltensweisen zu verändern.

Frühlingszeit, Folsäurezeit!

Folsäure ist ein für unsere körperliche und geistige Gesundheit unabdingbares Vitamin, genauer gesagt das Vitamin B9. Einen besonders hohen Bedarf haben Schwangere und Menschen mit erhöhtem Infarkt- oder Schlaganfallrisiko. Da trifft es sich gut, dass viele Frühlingsgemüse einen hohen Folsäureanteil haben, etwa Erbsen, Brunnenkresse, Spargel, Feldsalat und Brokkoli.

Nun haben chinesische Forscher entdeckt, dass Vitamin B9 sogar aktiv das Gehirn schützt: Bei ausreichender Folsäureversorgung ist es stressresistenter, besser durchblutet und regenerationsfähiger. Umgekehrt steigert mangelnde Folsäurezufuhr das Risiko, an einer Depression oder anderen psychischen Leiden zu erkranken.

Die Wissenschaft versteht erst allmählich, warum Folsäure für Gemüt und Gehirn so wichtig ist. Des Rätsels Lösung liegt offenbar in der Aminosäure Homocystein. Das ist ein durch unseren Stoffwechsel kontinuierlich anfallendes Abbauprodukt, das bei entsprechend hohen Blutwerten die Gehirnzellen angreifen kann. Die Folsäure wiederum baut das potenziell schädliche Homocystein ab, wobei die Aminosäuren Cystathionin und Cystein entstehen.

Ein seltener Folsäuremangel kann zu einem gefährlichen Anstieg des Homocysteins im Gehirn führen und die Funktion der Nervenzellen beeinträchtigen. Im Übrigen stimuliert Folsäure die Bildung von antidepressiv wirkendem S-Adenosylmethionin, kurz SAM. Und obendrein hat sie auch Einfluss auf den tief im Innern des Gehirns liegenden Hippocampus, der unter anderem für die Verarbeitung von Emotionen zuständig ist. Bei ausreichender Folsäurezufuhr regenerieren die Zellen des Hippocampus sich schneller und lassen uns positive Emotionen stärker empfinden. Hier eine Auswahl guter Folsäure-Lieferanten:

- Weizenkeime
- Kichererbsen
- Sojabohnen
- Spinat
- Grünkohl

Öfter mal was Neues!

Die Fähigkeit, Veränderungen zu akzeptieren oder sogar zu genießen, ist ein wunderbares Talent der Menschen. »Neophilie« ist das wissenschaftliche Wort dafür; »Neophobie« wiederum ist die Bezeichnung für die *Angst* vor jedweder Veränderung. Neophilen Menschen geht es in der Regel deutlich besser als neophoben. Der Unterschied ist so deutlich, dass Verhaltensforscher sogar Strategien entwickeln, durch die auch Veränderungsmuffel auf den Geschmack kommen können. Da sind die kleinen Veränderungen, die der Frühling mit sich bringt – besseres Wetter, leichtere Kleidung, frisches Obst und Gemüse –, eine goldene Gelegenheit. Denn sie wird frischen Wind in Ihren Alltag wie auch in Ihre Gehirnwindungen pusten.

Am leichtesten lässt sich die eigene Neophilie übrigens über das Essen stimulieren. Werfen Sie einen längeren Blick auf das riesige Angebot an Früchten und Gemüsen der Saison. Und greifen Sie einfach nach Herzenslust zu!

Zwei amerikanische Psychologen konnten die wohltuende Wirkung der Neophilie eindrucksvoll nachweisen: Sie boten selbsterkenntniswilligen Probanden sowohl alltägliche,»normale« Speisen an als auch exotische Gerichte. Im Anschluss zeigten sie den Versuchspersonen sowohl vertraute als auch völlig fremde Landschaften. Abschließend wurden die Vorlieben jedes Teilnehmers erfragt und zu einem Wert auf einer Skala von Veränderungsfurcht zu Veränderungsbereitschaft zusammengefasst. Zusätzlich wurden diverse körperliche Untersuchungen durchgeführt.

Das Ergebnis zeigt Routine-Menschen die gelbe Karte: Neophobe Charaktere sind allgemein ängstlicher als neophile Zeitgenossen. Sie weisen einen höheren Pegel des Stresshormons Adrenalin auf. Sobald sie etwas für sie Ungewohntes sehen oder erleben, beschleunigt sich ihr Herzschlag, sie atmen schneller, und ihr Blutdruck steigt. Alles Unvorhergesehene löst bei ihnen einen Angstschub aus – mit entsprechend ungesunden Konsequenzen für ihre Blutgefäße.

Veränderungsbereite, neugierige, offene Menschen hingegen sind weniger stressanfällig. Selbst ungewohnte Situationen haben bei ihnen nur geringe Auswirkungen auf Blutdruck und Herzfrequenz.

Darüber hinaus bringt ein gesundes Maß Neophilie weitere Vorteile mit sich:

• geringere Anfälligkeit für eine posttraumatische Belastungsstörung, etwa nach einem Unfall oder physischer Aggression;

- stabileres Körpergewicht und als Dreingabe durchschnittlich 6,3 kg weniger auf den Rippen;
- gute Aussichten, die eigene Aufgeschlossenheit an die Kinder weiterzugeben, denn Neophilie ist zu 60 Prozent erblich.

Sie gehören aber nun mal zu der Spezies, die Angst vor allem Ungewohnten hat? Das muss kein unentrinnbares Schicksal sein. Am leichtesten lässt sich die Neugier auf Neues mit kleinen kulinarischen Experimenten stimulieren. Und dazu gibt es im Frühling reichlich Gelegenheit. Probieren Sie ein Gemüse oder ein Obst, das Sie noch nicht kennen. Oder noch besser: Wagen Sie einen Ausflug in ein Restaurant, das ganz andere Speisen auf der Karte hat als die, die Sie sonst essen. Versuchen Sie das einfach mal. Dadurch, dass Sie sich ganz bewusst und in einem außergewöhnlichen Rahmen solchen neuen Erlebnissen stellen, können Sie Ihre Angst vor dem Unbekannten allmählich in den Griff bekommen. Also nutzen Sie den Frühling und tun Sie sich etwas Gutes! Überraschen Sie sich! Den Segen der Wissenschaft haben Sie, denn so handeln Sie nachgewiesenermaßen zum Besten Ihrer Gesundheit und Ihres Gemüts.

Salat und Zucchini – besser als Antidepressiva

Sie sind auf der Suche nach einem Kombipräparat, das gleichzeitig stimmungsaufhellend und entzündungshemmend ist, reich an Antioxidantien und noch dazu ganz ohne Nebenwirkungen? Das gibt es, und zwar ganz in Ihrer Nähe: Gemüseläden und die entsprechenden Supermarktbereiche sind wahre Bio-Apotheken. Und die Stars unter den natürlichen Antioxidantienlieferanten sind Salat und Zucchini.

Nun haben chinesische Wissenschaftler obendrein Belege dafür entdeckt, dass der Verzehr von Gemüse die Stimmung hebt. Im Rahmen einer Studie erfassten sie Daten von 200 000 Personen und stellten fest, dass überwiegend gut gelaunte Menschen doppelt so viel Gemüse essen wie tendenziell eher bedrückte Zeitgenossen. Woraus sich ein weiterer Beleg für die schon im Kapitel »Frühjahrskur für den Körper« erwähnte Hypothese ableiten lässt, eine Depression sei auf entzündliche Prozesse im Gehirn zurückzuführen. Die wiederum wird durch chronische Unterversorgung mit Obst und Gemüse verursacht, wie das ganz ähnlich auch bei Gelenkverhärtungen und -entzündungen der Fall ist.

Also sollten Sie sich im Frühjahr unbedingt eine ausgiebige Vitaminkur gönnen, um Ihr Gehirn vor Unheil zu schützen, ganz allgemein zu revitalisieren und auf Trab zu bringen. Obst und Gemüse liefern Ihrer Stimmung alles, was sie braucht, um in Topform zu kommen: Magnesium, Zink, Selen sowie die Vitamine B9, C und E. Wer gesundes Grünzeug wie etwa Salat und Zucchini (dasselbe gilt für Obst) jeden Tag verzehrt, vermindert sein Risiko, in eine depressive Verstimmung abzurutschen, um 20 Prozent.

Frühlingsfitness

Frühlingshafte Sonne und das frische Grün der Natur sind eine Verlockung, der selbst Bewegungsmuffel kaum widerstehen können. Umso besser, wenn der Frühling auch bei Ihnen einen Motivationsschub in Sachen Fitness-Pflege auslöst! Körperliche Bewegung ist in jedem Alter eine gute Sache und tut nicht nur Ihrer Muskulatur gut, sondern auch Ihrem Gehirn und Ihrem Gemüt. Dieser Zusammenhang tritt immer deutlicher zutage. So auch bei dem Experiment einer Juraprofessorin und eines Psychologen. Die beiden Australier regten eine Gruppe Jurastudenten dazu an, im Frühling auf dem Campusgelände wöchentlich eine Stunde zu sporteln. Anschließend befragten sie die Studenten zu den Auswirkungen dieses regelmäßigen »Freiland-Auslaufs« auf Körper und Gemüt. Ausnahmslos alle empfanden ihn als angenehme Erfahrung. Sie fühlten sich fitter und besser gelaunt, klagten weniger über Kopfschmerzen und Muskelverspannungen. Den täglichen Konkurrenzkampf unter Kommilitonen sowie die fachtypischen Belastungen durch das Auswendiglernen langer Gesetzestexte und Aushalten endloser Debatten konnten sie ebenfalls besser wegstecken.

Fazit aus dieser Studie: Körperliche Bewegung ist das ideale Pflegeprogramm für die Stimmung. Und warum nicht auch mal zu zweit oder zu dritt? Dadurch verstärkt sich die Wirkung sogar noch, denn so bringen Sie nicht nur Ihren Körper auf Zack, sondern können auch die wohltuenden Folgen sozialer Interaktion genießen. Außerdem wirkt eine zweite Person immer auch als Ansporn: Wer zu zweit zum Sport geht, kann dem inneren Schweinehund weit leichter widerstehen. Auch wenn bereits wenige Minuten wöchentlich ausreichen, um Körper und Geist »zu entgiften«, können Sie Ihr Bewegungsprogramm natürlich gerne auf eine Stunde pro Woche ausdehnen ...

Wenn Sie sich obendrein freiwillig für ein regelmäßiges Bewegungsprogramm entscheiden, kommen Sie in den Genuss einer weiteren Wohltat. Denn die Tatsache, dass Sie aus freien Stücken eine Sportart oder ein Fitnesskonzept auswählen, die Rahmenbedingungen und das Zeitfenster festlegen, steigert Ihr Selbstwertgefühl und befriedigt Ihr natürliches Autonomiebedürfnis. Sie machen die gute Erfahrung, dass Sie selbstständig, aktiv und kompetent Einfluss auf Ihre Gesundheit nehmen können.

Trotzdem kann die Unterstützung durch einen Personal Trainer oder Coach zu Anfang sinnvoll sein. So fällt der Aufbau eines regelmäßigen Bewegungsprogramms leichter. Wenn Sie dieses wichtige Etappenziel gepackt haben, sollten Sie allerdings die reine Ausführung von Anweisungen durch Training in Eigenregie ersetzen. Sie selbst wissen schließlich am besten, was Ihnen und Ihrer Stimmung guttut.

Physische Aktivität ist nicht nur für gestresste Jurastudenten wichtig, sondern für alle, die beruflich oder privat mehr geistig als körperlich aktiv sind. Regelmäßige Bewegung erhöht ihre Widerstandsfähigkeit gegenüber klassischen Stressfaktoren wie etwa Arbeits-, Erfolgs- und Konkurrenzdruck, Ehrgeiz, Perfektionismus und Versagensangst. Körperlich aktive Menschen rutschen dreimal seltener in ein chronisches Stimmungstief als Bewegungsmuffel. Kein Wunder: Durch jede »Sportstunde« wird die Produktion körpereigener Antidepressiva angekurbelt, das Gehirn wird besser durchblutet, und die Gefäße werden geschmeidiger. Endorphine und Serotonin werden ausgeschüttet; gleichzeitig sinkt der Spiegel des Stresshormons Adrenalin.

Bringt die Lust in Schwung: Ein Käffchen im Terrassencafé

Von der wohltuenden Wirkung einer winterlichen Tasse Tees habe ich Ihnen bereits berichtet: Sie wärmt nicht nur die Hände, sondern auch das Gemüt. Nun haben zwei US-amerikanische Wissenschaftlerinnen festgestellt, dass Kaffeegenuss noch wesentlich erstaunlichere Auswirkungen hat: Im Tierversuch erwies Koffein sich insbesondere bei den Weibchen als starkes sexuelles Stimulans. Es steigert die Kontaktbereitschaft und lässt Paarungslust wie Paarungsdauer in die Höhe schießen. Nach der Koffeinzufuhr paarten die untersuchten Tiere sich häufiger und intensiver.

Mit Menschen wurden bisher noch keine einschlägigen Testreihen durchgeführt, aber angesichts der Studienergebnisse der beiden Neurowissenschaftlerinnen sind Spekulationen über die Wohltaten eines gepflegten Tässchens Kaffee – am besten in der warmen Frühlingssonne – durchaus erlaubt.

Morgendliche Frühlingssonne gegen nächtlichen Heißhunger

Unsere innere Uhr löst dreimal pro Tag Hungeralarm aus. Wenn sie vor- oder nachgeht, treibt das Magenknurren uns eben des Nachts zum Kühlschrank. Besonders hungrige Nachtesser decken bei solchen, häufig schamerfüllten, Ausflügen ein Viertel ihres täglichen Kalorienbedarfs. Mitten in der Nacht wähnt der Körper sich sozusagen noch bei einem verlängerten Abendessen oder vorgezogenen Frühstück – und giert nach möglichst süßen, möglichst fettigen Schmankerln. Solche impulsgetriebenen Exkursionen Richtung Küche sollen nicht nur das Hungergefühl abstellen, sondern oft genug auch eine quälende innere Leere füllen. Wenigstens für die Dauer des Ausflugs.

Vor Kurzem wurde glücklicherweise ein natürliches Heilmittel gegen den nächtlichen Spuk entdeckt: Die Morgensonne kann den Hungeralarm der inneren Uhr offenbar wieder richtig einstellen und auch die Stimmung so weit anheben, dass der Kühlschrankinhalt nicht länger als Lösung aller Probleme erscheint. Also sehen Sie zu, dass Sie bei sonnigem Frühlingswetter so oft und so lange wie möglich vor die Tür kommen! Schon dreißig Minuten im hellen Sonnenlicht reichen aus, und der unheimliche Sog aus Richtung Küche lässt spürbar nach.

Natürliches Morgenlicht ist am wirksamsten. Künstliches Licht ist im Frühling abends zwar noch unvermeidbar, aber immer noch besser als gar kein Licht, vgl. das Kapitel »Tagesplan für den Frühling«. Es hat allerdings weniger

Einfluss auf unsere innere Uhr. Außerdem kann es Unruhe auslösen und zu Einschlafstörungen führen. Wer sich an eine zünftige Frühjahrskur macht, sollte daher seine Tage unter das Motto »Mehr Morgensonne, weniger Elektrolicht« stellen. Und sich am besten auch gleich einen kleinen Morgenspaziergang verschreiben, um ein Maximum an Wohlgefühlen zu ernten.

Frühjahrskur fürs Gemüt

Alternative Stimmungsaufheller für Pubertiere

Heranwachsende sind in den seltensten Fällen »einfach so« glücklich oder unglücklich. Ihre Stimmung ist die Quintessenz ihrer Gedankenwelt und der Verhaltensmuster, die sie sich zugelegt haben, um altersbedingte Ängste auf Abstand zu halten.

Vor Kurzem haben australische Gesundheitsexperten die Lebensgewohnheiten von Teenagern einmal genauer unter die Lupe genommen. Sie suchten nach Strategien, mit denen sich das Wohlbefinden ihrer Zielgruppe dauerhaft verbessern lassen könnte. Im Zuge ihrer Recherche stießen sie auf erstaunliche Frustauslöser – und noch erstaunlichere Wohlfühlfaktoren.

Die Ergebnisse dieser Studie dürften für alle Eltern auf der Suche nach Leitlinien im Umgang mit den lieben nicht mehr ganz so Kleinen von größtem Interesse sein. Denn dort finden sie Antwort auf viele Fragen, die auch mir in meiner Praxis häufig gestellt werden: Soll ich die Onlineaktivitäten unserer Sprösslinge zeitlich beschränken? Was darf ich einem Jugendlichen sagen und was besser nicht? Ist elterliche Autorität sinnvoll oder kontraproduktiv? Dabei lässt sich mit Erlaubnissen und Verboten längst nicht so viel ausrichten wie mit dem Aufbau stabiler Lebensgewohnheiten. *Das* ist die Hauptaufgabe von Eltern. Denn diesen Halt brauchen die Teenager, um ein stabiles Selbstwertgefühl entwickeln zu können. Hier die wichtigsten Bereiche.

- **Alkoholkonsum**
  Alkohol ist und bleibt die größte Gefahr für Gesundheit und Gemüt. Jugendliche, die an einem Abend mehr als fünf Gläser mit einem Alkoholgehalt von 10 bis 12 Prozent trinken, fühlen sich schlapper und niedergeschlagener – und zwar bereits dann, wenn sie dieses Trinkverhalten öfter als dreimal im *Jahr* an den Tag legen. Und gerade im Frühling fehlt es nicht an Gelegenheiten zum feuchtfröhlichen Feiern. Zu viel davon allerdings lässt den Frohsinn dem großen Frust weichen. Trotzdem sind generelle Partyverbote nicht angezeigt, denn die würden die Laune erst recht in den Keller treiben. »Wir brauchen Ordnung fürs Leben, aber auch ein bisschen Unordnung fürs Überleben«, sagte der Soziologe Albert Memmi. Ein weiser Rat, nicht nur für den Frühling.

- **Ernährung**
  Einseitige und radikale Diäten sind nicht nur unnütz, sondern bergen erhöhte Frustgefahr in sich. Dummerweise haben solche Vorhaben gerade im Frühling Hoch-

konjunktur, denn im Sommer wollen viele Pubertiere sich der Welt von ihrer schlanksten Seite präsentieren. Also streichen sie nach und nach sämtliche »Dickmacher« von ihrem Speiseplan. Der Haken daran: Je ausgehungerter der Organismus, desto weniger Gute-Laune-Hormone kann er produzieren. Darüber hinaus sind eine ungewöhnlich wirksame Diät und ein drastischer Gewichtsverlust immer ein Alarmsignal. Denn solche Extreme haben mit Gesundheit und Wohlbefinden nichts mehr zu tun. Sie können sogar das erste Anzeichen für Magersucht und ähnliche Essstörungen sein.

- **Paarbeziehungen**
  Das ist das wohl erstaunlichste Forschungsergebnis der australischen Gesundheitsexperten: Jugendliche, die schon früh Liebesbeziehungen eingehen, leiden stärker an Trennungen und allen anderen Unwägbarkeiten, die mit derart intensiven Kontakten einhergehen. Allerdings können Eltern die amourösen Abenteuer ihrer Sprösslinge deshalb wohl kaum einbremsen oder ganz verbieten. »Eine Woche Lover-Verbot!« wäre als pädagogische Maßnahme ein voller Rohrkrepierer. Wesentlich sinnvoller handeln Eltern, die bei Durchhängern und Liebeskummer diskret Trost und Stütze anbieten. Sie wissen schließlich schon, dass so manche Frühlingseuphorie im heulenden Elend endet – und sollten sich beim geringsten Alarmzeichen unauffällig parat halten.

- **Außerschulische Aktivitäten**
  Achtung: Wenn Sie zu den Eltern gehören, die ihre Kin-

der unermüdlich zu außerschulischen Hobbys, Sportaktivitäten und dergleichen animieren, werden Sie jetzt vermutlich enttäuscht sein. Denn solche Aktivitäten sind sicherlich sinnstiftend. Aber das Risiko einer depressiven Verstimmung können sie nach derzeitigem Forschungsstand nicht verringern. Die australische Studie kommt zu dem Schluss, dass ein Netzwerk überwiegend sonniger Gemüter und sozial engagierter Freunde wesentlich besser vor dem Absturz ins Schwarze Loch schützt. Solche Freundeskreise, beispielsweise unter Jugendlichen, die sich für humanitäre Hilfe, Umweltschutz oder spirituelle Themen engagieren, sind deutlich weniger depressionsgefährdet. Ganz schön erstaunlich: Wer sich aktiv engagiert, schützt sich allein damit nur wenig vor depressiver Verstimmung. Ein Netz gleichgesinnter Freunde jedoch tut unserer Laune gut.

- **Schlaf**
  Dieser Faktor wird seltsam oft vernachlässigt. Jugendliche, die bei aller Partybegeisterung noch einen halbwegs stabilen Schlaf-Wach-Rhythmus haben, der ihnen ausreichend Schlaf verschafft, sind in Sachen Gesundheit und Stimmungslage wenig gefährdet. Erst wenn die Nacht zu oft zum Tag gemacht wird, drohen Übermüdung, Schlappheit und allgemeine Überforderung.

- **Offenheit**
  Ja, auch diese überraschende Entdeckung machten die australischen Gesundheitsexperten: Jugendliche, die zu ihren Eltern ein Vertrauensverhältnis haben und auch das

eine oder andere kleine Geheimnis mit ihnen teilen, fühlen sich wohler in ihrer Haut als verschlossene Altersgenossen. Eine Erkenntnis, die höchstwahrscheinlich mehr wert ist als der Versuch, frühreifes Balzverhalten Ihrer Sprösslinge zu unterbinden unter Verweis auf wissenschaftlich erwiesene Schädlichkeit.

Allen wertvollen Erkenntnissen der Wissenschaft zum Trotz ist und bleibt das Elterndasein eine haarsträubende Mischung aus Stress und Glück, die eigentlich nur mit einer ordentlichen Portion Humor zu verkraften ist. Hier zwei einschlägige Kostproben von Woody Allen:
»Sonnenlicht ist schädlich. Eigentlich ist alles schädlich, von dem unsere Eltern damals steif und fest behauptet haben, es sei gut für uns: Sonne, Milch, rotes Fleisch ... Schule ...«
»Als ich gekidnappt wurde, haben meine Eltern sehr geistesgegenwärtig reagiert: Sie haben mein Zimmer untervermietet.«
»Meine Eltern haben über vierzig Jahre ihres Lebens miteinander verbracht. Aus reinem Trotz.«

Ein Juniabend mit Arthur Rimbaud

Man ist nicht ernsthaft, wenn man siebzehn ist.
Drum eines Abends, – pah, wer Bier und Limonade
Und lärmende Cafés samt Lichterglanz vermisst!
Spaziert unter grünen Linden auf der Promenade.
Die Linden duften gut zur Juniabendzeit!
Die Luft ist gar so wohlig, dass man schließt die Lider;

Im Wind, in dem es raunt – die Stadt ist ja nicht weit –
Rauscht es wie Rebenduft und Bierduft nieder.

Aus: Roman, 1870

Fünf-Silben-Meditation

Regelmäßige Meditation ist ein Segen für die Gesundheit, das steht inzwischen außer Frage. Und ständig entdeckt die Wissenschaft neue Facetten ihrer enormen Wirksamkeit. Täglich zehn Minuten Meditation – und Sie können sich einer kürzlich veröffentlichten deutschen Studie zufolge achtsamer auf das Hier & Jetzt einlassen, ihm mehr positive Gefühle abgewinnen und negative Emotionen sowie Anflüge von Depressivität besser abwehren. Allmählich verändert sich so die gesamte mentale Ausrichtung, von »Ich brüte ständig über das, was in meinem Leben alles schiefgelaufen ist« zu »Ich erfreue mich an der Gegenwart«.

Meditationsanhänger sind meistens an typischen Wesenszügen erkennbar. Sie sind weniger gestresst und abgehetzt und dabei erstaunlicherweise trotzdem pünktlicher und effizienter.

Wer meditiert, lernt sich selbst besser kennen und nimmt seine innere Stimme besser wahr. Und weil der Fokus der Wahrnehmung stets auf die Gegenwart gerichtet ist, verändert sich auch das Zeitgefühl. Außerdem führt regelmäßige Meditation ganz natürlich zu einer gesteigerten Achtsamkeit gegenüber dem eigenen Körper und Verhalten, ja sogar gegenüber der gesamten Existenz.

Aller Anfang ist gar nicht so schwer

Wenn Sie sich gerade insgeheim fragen, wie sich Meditation überhaupt erlernen lässt: Willkommen im Klub. Diese Frage taucht regelmäßig auf, und das ist kein Wunder. Denn es ist nicht unbedingt kinderleicht, sich von jetzt auf gleich in den segensreichen Zustand zenmäßiger Gelassenheit zu versetzen. Noch dazu lassen sich Anfänger gelegentlich von allzu anspruchsvollen Meditationslehrern einschüchtern und entmutigen. Aber keine Sorge: Falls auch Sie gerade erst auf Tuchfühlung mit der Meditation gehen, machen Sie doch mal einen Versuch mit dieser einfachen Übung:

Denken Sie sich einen kurzen Satz aus oder hängen Sie einfach nur fünf beliebige Silben aneinander – Hauptsache, der Klang gefällt Ihnen –, und wiederholen Sie dieses »Mantra« einige Minuten lang. Die Wiederholung wirkt wie ein Metronom. Allmählich versetzt es Gehirn und Geist in einen neuen, ruhigeren Rhythmus. Probieren Sie's aus. Sie werden überrascht sein, wie leicht Sie in diesem Zustand Ihre Wahrnehmung nach innen richten können. Wobei sich die ersten schönen Frühlingstage natürlich geradezu dazu anbieten, diese kleine fünfsilbige Meditationsübung einmal unter freiem Himmel auszuprobieren.

Ein bisschen Nostalgie kann nicht schaden

Lange Zeit wurde Nostalgie für eine ungesunde Gefühlsregung gehalten, die es nach Kräften zu vermeiden galt. Sammler von Vinylplatten und historischen Postkarten ernteten denselben Spott wie Familienfotofans. Inzwischen findet die Forschung jedoch immer mehr Belege dafür, dass es de facto zwei Arten von Nostalgie mit völlig unterschiedlicher Wirkung gibt. Da ist zum einen die allseits bekannte rückwärtsgewandte Nostalgie – und zum anderen die sogenannte *antizipative* Nostalgie all derer, die heute schon schmerzhaft vermissen, was erst morgen vorbei oder verloren sein könnte.

Frühlingsmeditation

Hier einige frühlingshafte Gedanken zum Lächeln, Lachen oder Meditieren:

»Ein einziger Sonnenstrahl ist mehr wert als alle Bücher dieser Welt.«   Christian Bobin

»Hierin liegt das Problem jedweder Ehe: Der Gatte erwartet und wünscht Ruhe, Frieden und Rücksicht auf seine Erschöpfung. Seine Frau träumt die großen Gefühle des Anfangs, Seelenfreuden, April, Morgendämmerung! Der eine will schlafen, die andere erwacht.«

Victor Hugo

☞ *» Seid realistisch: Verlangt das Unmögliche!«*
☞ *» Verbieten verboten«*
☞ *» Unterm Pflaster liegt der Strand«*
☞

Slogans der 68er-Bewegung

Die rückwärtsgewandte Nostalgie ist entgegen früheren Vermutungen durchaus gut fürs Gemüt. Weder ist sie ein Symptom für die verzweifelte Suche nach der verlorenen Zeit, noch kann sie depressive Durchhänger auslösen. Sie werfen gerne einen Blick zurück auf Ihre Kindheit, auf Ihr Leben, wie es vor ein paar Jahren war? Das ist kein Grund zur Sorge. Vielmehr ein Zeichen guter Gesundheit und ein wichtiger Verbündeter im Kampf gegen den täglichen Stress. Kleine Ausflüge in die Vergangenheit haben nichts mit Schwermut zu tun. Sie beweisen lediglich, dass Sie Ihrer Vergangenheit diversen Widrigkeiten zum Trotz überwiegend gute Seiten abgewinnen können.

Obendrein sind Nostalgiker gerne gesellig. Man trifft sich, man versteht sich: Nostalgiker eint ihre Begeisterung für alte Filme, Oldtimer, Hits aus Teenagertagen. Nostalgie wirkt identitätsstiftend. Klassentreffen, *Expat*-Feste, Ehemaligenstammtische und ähnliche Veranstaltungen bieten willkommene Gelegenheiten für leicht verklärte Rückblicke und den leidenschaftlichen Austausch alter wie neuer Erinnerungen. Die Folgen: neuer Schwung, gute Laune … und mehr Freude an der Gegenwart.

Die *antizipative* oder »Zukunftsnostalgie« hingegen ist eine Stimmung, der man sich nicht so einfach hingeben sollte. Denn im Gegensatz zu ihrer Freuden spendenden Schwester wurde sie inzwischen als Stimmungskiller entlarvt. Die Gegenwart ist für Zukunftsnostalgiker weniger Genuss als Qual. Sie quälen sich schon heute mit düsteren Visionen, was in näherer oder fernerer Zukunft alles verloren oder vorbei sein könnte. Im Frühjahr leiden sie besonders. Beim Anblick der knospenden Natur haben sie bereits den Herbst vor Augen. Vergangenheitsnostalgiker können auch vergangenen Beziehungen gute Momente abgewinnen und frohgemut aufs Neue ihr Herz verlieren. Zukunftsnostalgikern hingegen ringt der Gedanke an die große Liebe nur ein müdes Lächeln ab: »Wozu der ganze Zirkus, wo die großen Gefühle doch sowieso nie halten. Nein danke, da bleibe ich lieber gleich Single und erspare mir den Stress ...«

Solche Gedankenmuster sind dermaßen schlecht für die Stimmung, dass man sie sich möglichst völlig abgewöhnen sollte. Falls auch Sie vor zukunftsnostalgischen Anwandlungen nicht gefeit sind, sollten Sie sich zielstrebig zum Vergangenheitsnostalgiker mausern. Ein College-Psychologenteam aus Syracuse, USA, empfiehlt in diesem Zusammenhang drei Gedankenübungen:

• Werfen Sie öfter mal einen Blick zurück auf Kindheit, Lehr- und Wanderjahre, alte Freundschaften – und schon schwindet der unselige Hang, »vergangene« Zukunft zu bedauern, bevor sie überhaupt eingetreten ist.
• Führen Sie sich vor Augen, dass vieles von dem, was wir schmerzlich vermissen, mehr oder weniger regelmäßig wiederkommt. Der Frühling zum Beispiel! Klar ist er vergänglich. Aber kaum ein paar Monate später ist er wieder da. In alter Frische.

- Schreiben Sie alle einschlägigen Gedanken auf, die Sie daran hindern, sich auf die Gegenwart einzulassen, etwa:
  - *Dieses ganze Frühlingsgrün ist doch sowieso bald vertrocknet, warum sollte ich also deshalb Freudensprünge machen?*
  - *Eines Tages werde ich sowieso wieder alleine dastehen, wieso sollte ich mich da auf eine Beziehung einlassen?*
  - *Irgendwann ist jede Fernsehserie zu Ende. Da hab ich keine Lust, mich überhaupt erst auf eine einzulassen.*
  - *Eines Tages wird mein geliebtes Haustier sterben.*
  - *Meine Lieblingsmusik wird schon bald Schnee von vorgestern sein, und überhaupt: Ich hänge mein Herz doch nicht an Dinge, die irgendwann garantiert nicht mehr aufzutreiben sind!*
  - *Früher oder später wird das Leben mich aus dieser Wohnung/diesem Viertel/dieser Umgebung vertreiben. Also besser nicht zu viele liebe Gewohnheiten aufkommen lassen.*
  - *Wenn ein geliebter Mensch todkrank ist, ziehe ich mich von ihm zurück, um mich innerlich besser auf das Schlimmste vorbereiten zu können.*
  - *Unsere Gesellschaft ändert sich rasend schnell, da lebe ich lieber allein, weil ich mich so am besten schützen kann.*
  - *Eines Tages wird mein Lieblingspulli so zerschlissen sein, dass ich ihn wegwerfen muss. Und mein geliebtes Handy wird auch kaputtgehen.*
  - *Meine Kinder/Enkelkinder/Nichten und Neffen werden irgendwann alt sein.*
  - *Mein Leben wird bestimmt immer komplizierter.*
  - *(Weitere einschlägige Befürchtungen bitte hinzufügen.)*

Eine solche Liste wird Ihnen schlagartig vor Augen führen, wie absurd und freudenfeindlich diese antizipative Nostalgie ist.

Extravertiert und voll in Form

Schönredner und Charmeure ernten nicht selten stillen Spott für ihre Art, alle Aufmerksamkeit auf sich zu ziehen. Zurückhaltung ist schließlich so viel distinguierter, und überhaupt: Bescheidenheit ist eine Zier ...

... doch weiter kommt man ohne ihr! Dafür gibt es inzwischen wissenschaftliche Belege, die das Talent der Extravertierten in hellem Glanze erstrahlen lassen. Mediziner empfehlen sogar mehr Aufgeschlossenheit und Kontaktfreudigkeit. Denn obwohl vor allem Letztere bei anderen situationsbedingt nervtötend sein kann, ist Extravertiertheit unterm Strich offenbar sehr gut für die Gesundheit. Menschen mit diesem Charakterzug sind geselliger, aktiver und können der Gegenwart mehr Spaßanteile abgewinnen. Sie haben mehr Freunde und bessere familiäre Beziehungen. Fazit: Mehr Offenheit wagen! Als Belohnung winken reichlich Wohlgefühle.

Manche Menschen sind von Natur aus extravertiert. Sie sind zu jeder Jahreszeit frühlingshaft gut aufgelegte, kontaktfreudige Stimmungskanonen. Andere wiederum tun sich in der Gruppe grundsätzlich schwer. Sie haben Angst, vor Publikum zu reden, können nur schwer über ihre eigenen Gefühle sprechen, halten sich für uninteressant und humorlos.

Solche Hemmungen kommen Ihnen bekannt vor? Dann verordnen Sie sich schnellstens ein Übungsprogramm in Sachen Extraversion. Einige Minuten täglich reichen völlig aus. Hauptsache, Sie lassen komplett *los*. Versuchen Sie sich an einem Witz (gut, schlecht – egal!), oder sprechen Sie ohne besonderen Grund eine Ihnen bekannte oder vielleicht sogar unbekannte Person an. Ich gehe jede Wette ein, dass diese Experimente Ihnen sehr schnell Lust auf mehr machen.

Eine holländische Studie lieferte kürzlich eine Erklärung dafür, warum extravertierte Menschen glücklicher sind: Sie können Glücksmomente intensiver wahrnehmen. Berufliche, finanzielle, sportliche oder künstlerische Erfolgserlebnisse rufen viel stärker positive Emotionen in ihnen hervor – ein doppelter Genuss. Obendrein schützt ihr Naturell ihre Gesundheit, und sie gönnen sich mehr Zeit für angenehme Aktivitäten. Freizeit, Hobbys und Sexualität haben für sie einen hohen Stellenwert. Sogar ihrem Arbeitsalltag können sie mehr Freude abgewinnen, weil sie immer wieder neue Leute kennenlernen und Herausforderungen mit spielerischer Leichtigkeit angehen, anstatt widerstandslos im Stress zu versinken.

Mit anderen Worten: Interessierte, aufgeschlossene, kontaktfreudige Zeitgenossen sind die Meister des stabilen Stimmungshochs. Denn sie können einfach alles genießen:

Lustige oder angenehme Momente: Wenn extravertierte Menschen eine Komödie anschauen, lachen sie viel öfter und amüsieren sich generell besser.

Liebe & Freundschaft: Extravertierte Menschen haben viele Freunde, wirken anziehender und haben sehr viel mehr Spaß an gemeinsamen Aktivitäten.

Spontane Genüsse: Ein extravertierter Charakter braucht kein Versprechen auf immerwährende Glückseligkeit. Er kann das Glück nehmen, wie es kommt, und selbst kleine Glücksmomente rückhaltlos genießen, ohne sie sich durch den Gedanken an ihre Vergänglichkeit vermiesen zu lassen. Genau deshalb sind kleine Freuden für ihn kein Anzeichen für düster dräuende Entbehrungen, sondern einfach nur für weitere, womöglich noch intensivere Wonnen, die die Zukunft für ihn bereithält. Er genießt die Gegenwart in jeder Sekunde, freut sich an einem leckeren Essen, einem interessanten Artikel, einem guten Song und was auch immer ihm sonst noch alles im Laufe seines Tages unterkommt.

Schlichte Freuden: Extravertierte Menschen lieben die kleinen Freuden des Alltags, vom Einkaufsbummel bis zum abendlichen Seriengenuss auf der Fernsehcouch. Denn solche Genüsse sind – anders als etwa sportliche und berufliche Heldentaten – völlig anstrengungsfrei zu haben.

Sie sehen: Wer extravertiert ist, hat mehr vom Leben. Also sollten Sie entsprechende Charakterzüge stärken – oder aber Schrittchen für Schrittchen entwickeln. Und der linde lichtdurchflutete Frühling ist dafür genau die richtige Jahreszeit.

Wie schon gesagt reichen für ein einschlägiges Übungsprogramm einige Minuten täglich völlig aus. Hauptsache,
es gelingt Ihnen regelmäßig, sich mit einer kleinen Ver-
rücktheit zu überraschen, von der Sie nie gedacht hätten,
dass Sie zu dergleichen imstande wären. Mein »ärztliches
Rezept« in Sachen Extraversion und Wagemut stammt von
Eleanor Roosevelt, der Gattin des US-amerikanischen Präsidenten Franklin D. Roosevelt:»Machen Sie jeden Tag etwas, wovor Sie eigentlich Angst haben.«

Alles neu macht der Mai

Und wenn der Mai das kann, dann können Sie das
auch! Hier zwei wertvolle Anregungen:

Mehr Freiheit wagen: Schluss mit Selbstbeschrän-
kung und Selbstkritik. Erteilen Sie Ihrem inneren
Sklaventreiber für eine Weile Redeverbot und gönnen
Sie sich mehr Freiraum. Die Gelegenheit ist gerade
günstig: Im Mai ist auch Ihr Über-Ich langsam urlaubsreif.

Mehr Genuss wagen: Zugegebenermaßen eine etwas
schwierigere Übung, aber dafür ein Turbolader für den
Launepegel. Nutzen Sie den Mai, um mental auf einen
kleinen Selbsterkundungstrip zu gehen – und finden
Sie heraus, was Ihnen wirklich Spaß macht. Sie haben
nämlich nicht nur das Recht, Ihre innersten Bedürfnisse zu befriedigen, sondern zuallererst einmal die
heilige Pflicht, diese innersten Bedürfnisse überhaupt
zu erkennen und anzuerkennen.

Leiden Sie an Lachangst?

Lachen ist gesund, das weiß jeder. Und andere Leute lächeln oder lachen zu sehen, ist eigentlich auch ein prima Gefühl. Eigentlich. Denn manche Menschen haben damit ein Riesenproblem. Sie leiden an Gelotophobie, zu Deutsch: Lachangst. Die Betroffenen können nicht zwischen Anlachen und Auslachen unterscheiden und haben ständig Angst, dass man sich über sie lustig machen könnte. Die Heiterkeitsausbrüche anderer empfinden sie als persönlichen Angriff. Vor Kinokomödien haben sie denselben Horror wie vor den Frohnaturen in ihrem Bekanntenkreis. Sie bevorzugen ruhige, um nicht zu sagen: triste Beziehungen.

Diese Lachangst macht einsam, unglücklich und aggressiv. Außerdem ist sie eine Katastrophe für die Gesundheit. Inzwischen weiß man, dass das Gehirn von Lachphobikern Sinneseindrücke schlechter verarbeitet. Es sieht Bedrohungen, wo gar keine lauern. Die Messung ihrer Gehirnströme ergibt Unregelmäßigkeiten, ein klares Indiz für die ungesunden Folgen der Gelotophobie.

Umgekehrt weisen Heiterkeitsbolzen deutlich intensiver vernetzte Gehirnzellen auf. Bei ihnen zeichnen sich drei Schlüsselbereiche des Gehirns durch harmonische Zusammenarbeit aus:

- das tief im Inneren des Gehirns liegende limbische System, das für die Entstehung und Verarbeitung von Emotionen zuständig ist;
- die außen liegende Großhirnrinde, die kognitive Prozesse steuert;

- der rechte Frontallappen, wo unter anderem der Sinn für Humor sitzt und darüber entscheidet, was lustig ist und was nicht.

Sie haben kein Problem damit, andere Leute lachen zu sehen, ja Sie lassen sich sogar gerne anstecken? Dann ist Ihre Großhirnrinde fähig, einschlägige Situationen korrekt zu entschlüsseln. Sie kann nicht die geringste Bedrohung entdecken und schickt eine entsprechende Entwarnung an die anderen Gehirnbereiche. Damit macht sie den Weg frei für die Empfindung positiver Emotionen. Der rechte Frontallappen schickt seinerseits Signale an die Zellen des limbischen Systems: He Leute, das ist lustig! Lachen erlaubt! Erfreulicherweise lässt sich die Lachphobie relativ leicht behandeln. Falls auch Sie zu den unglücklichen Betroffenen gehören sollten: Mit ein bisschen Training, unter Menschen und sogar ganz allein, lernt man schnell, anderer Leute Lachen als das zu erkennen, was es in den meisten Fällen ist. Nämlich weder Spott noch Bedrohung, sondern einfach nur der sichtbare Ausdruck eines angenehmen Gefühls. Hier ein paar einfache Übungen, die jedem Lachphobiker auf die Sprünge helfen können:

- Suchen Sie im Internet nach Filmausschnitten, Outtakes und Videoclips, die Heiterkeitsanfälle berühmter Persönlichkeiten zeigen. Schauspieler von Louis de Funès, Pierre Richard und Jean Dujardin bis Jim Carrey, Eddie Murphy und Ben Stiller, Fernsehjournalisten, die nach Versprechern von Lachkrämpfen geschüttelt werden –, alles ganz großartig dazu geeignet, sich durch regelmäßiges Betrachten an Gelächter zu gewöhnen. Und mit dieser Gewöhnung ist der Weg von der Lachangst zur Lachlust schon fast geschafft. Denn was man gewohnt ist, verliert seinen Schrecken. Angst macht nur das Unbekannte.

• Erzählen Sie einem Freund oder einer Freundin eine lustige Geschichte. Und versuchen Sie, ihr/sein Lachen einfach zu genießen.
• Üben Sie Lächeln und Lachen vor dem Spiegel. Einfach so, ohne Grund. Wenn Sie sich erst einmal an Ihr eigenes Lachen gewöhnt haben, werden Sie das Lachen anderer als weniger bedrohlich empfinden.

Lachyoga

1995 gründete der indische Allgemeinmediziner Madan Kataria in Bombay (heute Mumbai) den ersten Lachklub der Welt. Das erste Treffen fand in einer öffentlichen Grünanlage statt. Seitdem sprießen in Europa und Amerika Lachklubs wie die sprichwörtlichen Pilze aus dem Boden. Sie alle orientieren sich an drei einfachen Leitsätzen ihres indischen Vorbilds:
• Man braucht keinen Sinn für Humor, um lachen zu können;
• man braucht keinen Grund, um zu lachen;
• man muss nicht glücklich sein, um lachen zu können.

Bei den Treffen dürfen sich die Lachlehrlinge an zahlreichen einschlägigen Übungen versuchen, beispielsweise:
• Löwenlachen (Mähne schütteln + Fauchen, Lachen);

- Streitlachen (Wütend gucken + Drohgebärden machen, Lachen);
- Selbstauslachen (Bekümmert gucken + Augen verdrehen, Lachen);
- Abgewürgter-Motor-Lachen (Abgewürgter-Motor-Geräusche machen; Lachen).

Für Madan Kataria ist Lachyoga nichts anderes als Gymnastik fürs Gemüt; es wirkt stressreduzierend, schmerzlindernd und stärkt das Immunsystem. Allerdings ist es nicht für jeden geeignet. Bei klinischer Depression rät Lachguru Kataria davon ab. Und bei Gefahr von Nabel- oder Leistenbruch auch.

Lerne lächeln und das Leben lächelt dich an

Lachen ist also gut für die Gesundheit. Und Lächeln ist sogar noch besser. Im Frühling ertappen Sie sich regelmäßig dabei, wie sich unwillkürlich ein Lächeln in Ihrem Gesicht ausbreitet? Wunderbar, weiter so! Denn Sie haben allen Grund dazu: Lächeln stimuliert die Ausschüttung körpereigener Antidepressiva. Das erlebe ich täglich, sowohl in meiner Praxis als auch im Privatleben. Selbst mitten in der schwärzesten Krise kann ein Lächeln – auch wenn es eher zaghaft ausfällt – ein bisschen Druck rausnehmen und positive Emotionen hervorrufen. Und zwar offenbar selbst dann, wenn es nicht spontan, sondern gekünstelt ist. Die Entdeckung dieser quasi magischen Wirkung hat die Grundlagenforschung in Sachen gute Laune einen Sieben-Meilen-Schritt weitergebracht. In diesem Zusammenhang machte der US-amerikanische Hautchirurg und Künstler Eric Finzi eine höchst interessante Beobachtung: Patientinnen, die ihre Falten durch massiven Einsatz des Nervengifts Botulinumtoxin (vulgo: Botox) bekämpften, haben ein starres Dauerlächeln auf den Lippen. Und genau weil sie dieses Lächeln nicht abstellen können, sind sie besserer Stimmung als Frauen, die nicht regelmäßig zur Antifaltenspritze greifen.

Das soll jetzt natürlich keine Aufforderung zum Botoxmissbrauch sein. Aber ein guter Grund, die Lächelfrequenz zu erhöhen, ist es allemal. Denn wenn Sie lächeln, geben Sie Ihrem Gehirn damit grünes Licht für gute Gefühle und ein bisschen Entspannung. Kurz: Sie tun sich etwas Gutes.

Facial Feedback – einfach unschlagbar

Gefühle bringen uns zum Lachen und zum Weinen und beeinflussen ganz allgemein unseren Gesichtsausdruck, das ist seit Adam und Eva bekannt. Vergleichsweise neu hingegen ist die Entdeckung, dass das Ganze auch umgekehrt funktioniert. Erst um 1870 beobachtete Charles Darwin, dass Augenbrauenrunzeln traurig macht.

Als *Facial Feedback* bezeichnet die Wissenschaft das Phänomen, dass Bewegungen der Gesichtsmuskulatur Einfluss auf die Ausprägung von Emotionen haben. Wenn Sie die Muskeln aktivieren, die fürs Lächeln zuständig sind, aktivieren Sie gleichzeitig auch die Nervenzellen in Ihrem Gehirn – und damit die Ausschüttung körpereigener Antidepressiva. Denn die Gesichtsmuskulatur ist auf komplexe Weise mit dem Gehirn verbunden.

Im Rahmen einer Studie wurden die Teilnehmer darum gebeten, beim Anschauen einer Komödie einen Stift zwischen den Zähnen zu halten. Diese Haltung zwang sie zum Dauerlächeln. Mit durchschlagendem Erfolg. Die Probanden fanden den Film wesentlich lustiger als die stiftlose Vergleichsgruppe.

In einem kleinen Selbstversuch können Sie leicht Ähnliches feststellen: Klemmen Sie sich einen kleinen Gegenstand zwischen die Augenbrauen, halten Sie ihn durch Runzeln der Brauen fest und schauen Sie sich ein Schwermut ausstrahlendes Foto oder Bild an. Durch das Brauenrunzeln allein wird das Motiv Sie trauriger stimmen, als das sonst der Fall wäre.

Solche Forschungsergebnisse sind so faszinierend, dass Mediziner und Psychologen auf der Suche nach Möglichkeiten sind, *Facial Feedback* in die Behandlung einschlägiger Leiden zu integrieren. Solange es das Wohlbefinden der Patienten steigert, ist alles gut, was sie zu mehr Lächel-Ausdauer anregt.

Vergleichbare Wirkung haben übrigens auch Laute, wussten Sie das? Je nachdem, welche Laute im Sprachgebrauch häufiger vorkommen, sind Lächeln oder aber Missmut angesagt. U-Laute beispielsweise machen Lächeln zum Ding der Unmöglichkeit, während i-Laute quasi automatisch für Heiterkeit sorgen. Machen Sie eine Probe aufs Exempel, und Sie werden die Macht der Us und Is auf Ihre Mundwinkel und damit auf Ihre Stimmung sofort erkennen. Forscher wie Schriftsteller haben Texte mit einem Minimum an Us und einem Maximum an Is verfasst, um ihre Leser heiterer und damit glücklicher zu stimmen.

Warum also nicht gleich ein kleines Frühjahrstraining daraus machen? Stellen Sie sich vor den Spiegel und beobachten Sie die wundersamen Folgen des Facial Feedback am eigenen Gemüt. Zunächst, indem Sie eine Minute lang lächeln und dann Ihren Puls messen. Anschließend, indem Sie eine Minute lang die Brauen zusammenziehen und dann Ihren Puls messen. Im ersten Teil wird Ihr Herzschlag sich verlangsamen, im zweiten beschleunigen. Fazit: Stirnrunzeln ist schlecht für den Blutdruck. Gut zu wissen!

Best smile ever: das Duchenne-Lächeln

1850 beschrieb der Neurologe Duchenne de Boulogne erstmals die komplexen Zusammenhänge zwischen Gesichtsmuskulatur und Gefühlen. Unter anderem machte er eine Entdeckung, die bis heute gültig ist: Bei einem echten Lächeln werden sowohl die Muskeln um den Mund als auch die Muskeln um die Augen aktiv. Unter dem Einfluss wirklicher Heiterkeit öffnen die Jochbeinmuskeln die Lippen, und die Augenringmuskeln ziehen sich zusammen. Wenn sich also auch bei Ihrem Lächeln die Augenmuskulatur zusammenzieht oder sich wenigstens die Lider ein wenig schließen, handelt es sich um das »Duchenne-Lächeln«. Glückwunsch!

Die moderne Magnetresonanztomografie (MRT) ermöglicht Einblicke ins Gehirn, die das Wunder des *Facial Feedback* erklären. So weiß man inzwischen, dass die Jochbeinmuskeln den Mandelkern (Amygdala) stimulieren. Der wiederum sorgt dafür, dass lächelnde Menschen Stress, Wut und ganz allgemein negative Emotionen besser wegstecken können.

ꙮ Kitzel für die Hirnnerven

Die Hirnnerven leiten äußere Sinneseindrücke ins Gehirn weiter. Mithilfe einiger zielgerichteter Übungen können Sie jeden Nerv einzeln stimulieren. Für den Sehnerv immer eine besondere Attraktion: das helle Licht der Frühlingssonne. Es wird sofort durchgestellt zum Mandelkern, dem im Innern des Gehirns liegenden Verwaltungszentrum der Emotionen. Bekommt gleichzeitig der Riechnerv frühlingshafte Blütendüfte zu schnuppern, lässt sich der Mandelkern nicht lange bitten und erzeugt wohlige Gefühle.

Wer obendrein dem Hörnerv noch ein bisschen angenehme Musik bieten kann (kleiner Tipp: das Smartphone macht's möglich), der kann garantiert satte Gute-Laune-Gewinne einfahren. Und das übrigens nicht nur im Frühling.

Heute schon Glückstagebuch geschrieben?

Glück oder Unglück – das ist nicht unbedingt eine Frage des Schicksals, sondern eher eine Frage der Betrachtung. Es ist nicht gesagt, dass glückliche Menschen »halt eben mehr Glück haben« und allein deshalb ein paradiesisches Leben führen können. Wer genau hinschaut, stellt nicht selten fest, dass sich die Erfahrungswelt glücklicher Menschen oft kaum von derjenigen unglücklicher Zeitgenossen unterscheidet. *Einen* signifikanten Unterschied allerdings gibt es: Vermeintliche »Glückspilze« können sich intensiver und länger an Glücksmomente erinnern. Folglich ist in diesem Bereich Vergesslichkeit fatal. Sollten Sie sich also schon des Öfteren dabei ertappt haben, schöne Erlebnisse und Erfahrungen allzu schnell aus dem Gedächtnis zu verlieren, ist ein Glückstagebuch für Sie das Gebot der Stunde.

Fangen Sie einfach damit an, ganz egal ob in einem Notizbuch, Heft oder Computer-Dokument, und schreiben Sie auf, wer oder was Ihnen am Vortag gute Gefühle beschert hat. Das muss überhaupt nichts Besonderes oder Spektakuläres sein, oft genug sind es kleine, »banale« Momente, die der Stimmung überraschend einen Kick versetzen.

Im Idealfall nehmen Sie sich die Zeit, alle Begleitumstände solcher Stimmungskicks zu notieren: Was haben Sie empfunden? Was war der Grund? Wann und wo war das – und wie lange hat das Hochgefühl angedauert?

Außerdem sollten Sie grundsätzlich die Antworten auf zwei Schlüsselfragen aufschreiben:
• Waren Sie in diesem Moment allein oder in Gesellschaft?
• In welchem Lebensbereich hat das Hochgefühl Sie überkommen? Sport? Familienleben? Liebesbeziehung? Arbeitsplatz? Natur?

Bereits nach einer Woche Glückstagebuch werden Sie überrascht sein, wie *viele* schöne Momente darin versammelt sind. Schöne Momente, die Sie alle schon wieder vergessen hätten, stünden sie nicht schwarz auf weiß in Ihrem Tagebuch.

Wenn Sie einmal so weit sind, haben Sie die Wahl. Entweder Sie behalten die Früchte Ihrer Schreibarbeit für sich. Oder Sie lassen Ihre Lieben am Rückblick auf Ihre versammelten Hochgefühle teilhaben. Was zweifelsohne einen weiteren Eintrag in Ihrem Glückstagebuch zur Folge hätte …

Der Chamäleon-Effekt

Der Chamäleon-Effekt wurde Ende der 1990er-Jahre entdeckt. Der Begriff bezeichnet unseren meist unbewussten Hang, Verhaltensweisen, Körpersprache und Stimmungslage der Menschen in unserem Umfeld zu imitieren, um Vertrauen zu gewinnen und sympathischer zu wirken.

Dieser Effekt konnte unter anderem durch eine holländische Versuchsanordnung mit zwei Kellnern nachgewiesen werden: Der eine nahm Bestellungen auf und wiederholte sie anschließend noch einmal klar und deutlich. Der andere notierte die Bestellung lediglich, ohne sie zu wiederholen. Beide arbeiteten gleich schnell und sorgsam. Doch der Kellner, der die Bestellung noch einmal wiederholte, bekam mehr Trinkgeld.

Denn wir empfinden es generell als angenehm, wenn unser Gegenüber sich unserer Meinung anschließt, uns zuhört und das auch unter Beweis stellt. Wir spüren gern, dass jemand sich unter dem Einfluss des Chamäleon-Effekts an unsere Wünsche und Vorstellungen anpasst, genau wie das gleichnamige Tier sich farblich seiner Umgebung angleicht. Ein solches

Imitationsverhalten ist uns wesentlich lieber als spürbare Gleichgültigkeit oder gar Ablehnung.

In Sachen Stimmung tritt der Chamäleon-Effekt besonders deutlich hervor. In einem als angenehm empfundenen Umfeld signalisieren wir verbal und nonverbal positive Emotionen. Nehmen wir hingegen überwiegend düstere oder bedrohliche Schwingungen wahr, steigen unwillkürlich negative Emotionen in uns hoch. Das glauben Sie nicht? Dann versuchen Sie mal, bei einem bodenlos tristen Dinner unverdrossen gute Laune zu demonstrieren. Es wird Ihnen nicht gelingen. Schlimmer noch: Man wird Ihr Verhalten als unangebracht, ja womöglich sogar als störend empfinden. Da ist es bedeutend einfacher, sich widerstandslos dem Chamäleon-Effekt unterzuordnen. Allerdings am besten in *angenehmer* Umgebung …

Was, wenn sich das Unterbewusstsein verändern ließe?

Das große Verdienst von Sigmund Freud und der von ihm begründeten Psychoanalyse ist die Entdeckung der Macht des Unterbewusstseins. Es ist der Schlüssel zu fast allem: zu unserer Partner- und Berufswahl, zu unseren größten Erfolgen, Misserfolgen und Malheuren.

Auch die neuere Forschung stellt diesen Einfluss nicht infrage. Sie rückt jedoch ab von der Vorstellung der *Über*macht des Unterbewussten und stellt die Rolle des Bewusstseins wieder stärker ins Rampenlicht.

Unser Selbstbild basiert auf bewusster, verstandesgesteuerter Selbstwahrnehmung. Es ermöglicht uns bewusstes Denken und Handeln. Das *unterbewusste* Selbstbild hingegen, so die gängige Lehrmeinung, entzieht sich jeglicher Kontrolle durch den Verstand. Doch nun stellt sich allmählich heraus, dass unser bewusstes Selbstbild unser *unter*bewusstes Selbstbild durchaus beeinflussen kann.

Das unterbewusste Selbstbild ist der Grundstein für gute Laune und Gesundheit. Es prägt unsere Wahrnehmung, entscheidet darüber, ob wir unser Leben als sinnvoll/glücklich oder aber gescheitert/unglücklich ansehen, und verursacht entsprechend Wohlgefühle oder Niedergeschlagenheit. Gleichzeitig hängt es von unserem bewussten Selbstbild ab, also dem Bild, das unser Bewusstsein sich von unserer Persönlichkeit macht. Und das ist auch schon die gute Nachricht: Wer aktiv an seinem bewussten Selbstbild arbeitet, kann indirekt sein unterbewusstes Selbstbild stimulieren. Mehr Eigenliebe lernen, lautet die Devise, mehr Selbstwertschätzung, mehr Beifall fürs Ich – das sind Botschaften, die im Unterbewusstsein ihre Wirkung nicht verfehlen.

Das unbewusste oder implizite Selbstbild entsteht bereits durch die Erfahrungen der frühen Kindheit. Die können wir nicht rückgängig machen. Unser bewusstes Selbstbild hingegen ist durchaus wandelbar. Die Gegenwart kann letztlich also stärker prägen als die Vergangenheit. Längst nicht alles, aber viel in Kindertagen erlebtes Leid lässt sich im Nachhinein kompensieren. Wir können unser unterbewusstes Selbstbild stärken, indem wir uns all das vor Augen führen, was uns in der Wahrnehmung anderer sympathisch und liebenswert macht.

Eine solche Selbstbildpflege ist im Frühling ähnlich wichtig wie verstärkte Fitnessbemühungen und die obligatorische nachwinterliche Gartenarbeit. Dafür haben Sie nicht weniger als drei Aktivitätsbereiche zur Auswahl.

- *Graben Sie Ihre Vergangenheit um.* Buddeln Sie vergessene Erfolgserlebnisse aus und legen Sie aus Bescheidenheit unterdrückte Stolzgefühle wieder frei.
- *Ernten Sie Glücksmomente, wie sie kommen.* Die Gegenwart bietet jede Menge Anlässe für ein paar gute Gefühle. Genießen Sie sie – und zwar ohne lang darüber nachzudenken, was dieser oder jener Genuss wohl über Ihren Charakter verrät.
- *Malen Sie sich zukünftige Freuden aus.* Und zwar durch positive Antizipation genussreicher Ereignisse, siehe Kapitel »Schon mal was von ›Nexting‹ gehört?«.

Achtung Bestätigungsfehler!

Wenn Sie von Haus aus davon überzeugt sind, völlig talentlos und obendrein todlangweilig zu sein, werden Sie unbewusst immer nach Bestätigung für diese Einschätzung suchen. Und genau deshalb auf Schritt und Tritt Beweise finden, die Sie in Ihrer vernichtenden Selbstkritik bestätigen. Anders ausgedrückt: Menschen mit negativem Selbstbild fühlen sich durch die permanente Grübelei über die eigenen Mängel in ihrer Wahrnehmung obendrein bestätigt.

Aber erfreulicherweise funktioniert das Ganze auch genau andersherum. Wer ein mehr oder weniger positives Selbstbild hat, findet leichter Gründe und Gelegenheiten, es weiter zu stärken. Oder es zumindest nicht abrutschen zu lassen.

Man bezeichnet dieses Phänomen als kognitive Verzerrung oder schlicht als Bestätigungsfehler. Und der kann beim Blick in die Vergangenheit besonders schwer wiegen. In meiner Praxis treffe ich manchmal auf extrem niedergeschlagene Patienten, die mir ausführlich sämtliche jemals durchlittenen Erfahrungen auflisten, die für ihr aktuelles Stimmungstief verantwortlich sind. Ausnahmslos alles kommt auf den Seziertisch: Schamgefühle, Niederlagen, Reue über verpasste Gelegenheiten.

Doch im Laufe des Gesprächs wird dieser negative Grundton häufig schwächer. In dem Maße, in dem die Patienten sich entspannen, ändert sich ihr Blick auf die Vergangenheit. Allmählich kommen ihnen auch positive Ereignisse wieder in den Sinn, freudige Überraschungen, Erfolge und andere angenehme Erinnerungen, die ihnen helfen, ihr Selbstbild wieder aus dem Keller zu ziehen. Beim Abschied erklären solche Patienten mir dann, es sei zunächst nicht ganz einfach gewesen, sich lang vergessene Erfolgserlebnisse wieder ins Gedächtnis zu rufen. Kein Wunder: Wenn die Selbstwahrnehmung Trübsal bläst, verblassen Erinnerungen an bessere Zeiten, denn sie passen einfach nicht ins Bild.

Genau das ist ein typischer Bestätigungsfehler. Man nimmt nur das wahr, was die eigene Meinung und Erwartung bestätigt. Im schlimmsten Fall landet man damit in einem Teufelskreis. Je düsterer das Selbstbild, desto grauer und abstoßender scheint das Leben. Diese Dynamik funktioniert allerdings auch genau andersherum: Menschen mit positivem Selbstbild sehen die Welt und ihr eigenes Dasein quasi automatisch in helleren, leuchtenden Farben. Nach dem langen dunklen Winter wächst und sprießt es im Frühling überall zartgrün. Da ist es garantiert einen Versuch wert, dieses heitere Kolorit auf ein trübes Selbstbild abfärben zu lassen.

Der Coolidge-Effekt

Diese Bezeichnung für eine bemerkenswerte Erkenntnis aus der Verhaltenspsychologie geht zurück auf eine Anekdote über den früheren US-Präsidenten Calvin Coolidge und seine Frau Grace.

Anlässlich der Besichtigung einer Geflügelfarm wurden die beiden getrennt voneinander herumgeführt. Mrs. Coolidge fragte den Züchter, wieso für so viele Eier eine so kleine Anzahl Hähne ausreiche, woraufhin dieser erklärte, jeder Hahn befruchte im Schnitt täglich zehn Hennen. »Sagen Sie *das* mal meinem Mann!«, antwortete die Präsidentengattin der (vermutlich frei erfundenen) Anekdote zufolge, die dem Coolidge-Effekt zu seinem Namen verhalf.

Mr. Coolidge hingegen wollte wissen, wie viele Hennen dem Hahn täglich zugeführt würden und ob jeder Hahn stets dieselben Hennen befruchte. »Nein«, erwiderte der Geflügelzüchter, »die Hähne haben ständig mehrere Hennen zur Auswahl, und am besten immer verschiedene, damit er in Form bleibt. Die spontane Reaktion des Präsidenten: »Sagen Sie *das* mal meiner Frau!«

Hinter der Bezeichnung »Coolidge-Effekt« steckt also die wissenschaftliche Erkenntnis, dass wechselnde Partner durch die verstärkte Ausschüttung des Glückshormons Dopamin stimulierend wirken. Andersherum lässt mangelnde Abwechslung Dopamin- und auch Serotoninspiegel sinken und führt dadurch zu Frust und Depression.

So gesehen ist der Frühling eine perfekte Gelegenheit, mal etwas Neues auszuprobieren. Das muss nicht gleich ein neuer Bettgefährte sein. Jede neue Erfahrung bringt die Produktion von Glückshormonen auf Trab, und damit auch Gehirn und Motivation. Neue Aktivitäten, neue Begegnungen, neue Erlebnisse, die in der Winterkälte nicht möglich waren – alles Kicks für die Stimmung.

Karaoke und die Folgen

Karaoke hat viel komplexere Auswirkungen auf den Launepegel als reines Musikhören:

- Man hört nicht nur zu, sondern bewegt sich auch zur Musik und singt (und zwar wahrscheinlich einen Lieblingssong), genießt die Musik also passiv *und* aktiv und wird so gleichzeitig auf unterschiedlichen Ebenen stimuliert;
- Karaokefans leben ihre Leidenschaft in der Regel nicht allein aus, sondern in einer Gruppe, und die wirkt wiederum stimulierend;
- Karaoke ist immer mit einem Schuss gesunder Nostalgie

verbunden, die uns durch den Blick zurück die Gegenwart intensiver genießen lässt.

Messungen des Stresshormons Adrenalin in Blut und Speichel zeigen, dass sein Pegel beim Musikhören sinkt – und beim Karaoke noch mehr abfällt. Die Stressachse zwischen Gehirn und Nebennieren wird durch Hören und Singen von Lieblingssongs ruhiggestellt, und das wohlige Zugehörigkeitsgefühl innerhalb der Gruppe tut das Seine dazu. Denn wer mit Gleichgesinnten Musik hört oder singt, kommt in den Genuss einer stärkeren und länger anhaltenden Ausschüttung von glücksbringenden Endorphinen.

Da trifft es sich gut, dass Karaoke in der Regel abends stattfindet. Abends wirkt Musik am entspannendsten und hat die segensreichsten Folgen für die Stimmung, wie entsprechende Messungen der Stresshormone im Blut ergaben.

Und noch eine gute Seite hat das Karaoke: Man muss sich aufs Zuhören konzentrieren, auf Rhythmus und Songtext. Und diese zwanglose Konzentration erzeugt wiederum jede Menge guter Gefühle.

Die ideale Stimmungsmusik

- Selbst ausgewählte Musik, die nicht nur als Hintergrundgeräusch dient;
- Bewusstes Zuhören;
- Wenn möglich selbst gemachte Musik, denn die hebt die Laune noch mehr als passives Zuhören;
- Musik wirkt besser in der Gruppe als allein, also lieber im Chor singen als allein ein Instrument spielen;

- Abendlicher Musikgenuss hilft Körper und Gemüt, nach dem stramm getakteten Pflichtprogramm eines langen Arbeitstags zur Ruhe zu kommen.
- Musik mit dem ganzen Körper genießen. Das muss nicht immer Tanzen sein, im Takt mitwippen ist auch gut, und im Zweifel tut's auch Rekeln auf dem Sofa.

Singen in der Gruppe ist also gut fürs Gemüt – aber wer dazu keine Gelegenheit oder Lust hat, kann sich auch ganz allein ein bisschen nervenberuhigenden Musikgenuss gönnen. Zehn Minuten bewusstes Zuhören täglich reichen schon aus und sind viel wirksamer als stundenlanges ödes Hintergrundgedudel. Wobei auch hier gilt: Selbermachen ist besser als zuhören. Insbesondere Singen ist ein echter Stimmungsbringer, ganz egal ob richtig oder falsch. Und wenn Sie dazu noch ein paar Tanzschritte wagen, kitzeln Sie damit reichlich Glückshormone hervor und drehen Ihre Stimmung im null Komma nichts ins Plus.

Entspannungsmusik für den Abend

Die Musiktherapie ist mittlerweile eine ernst zu nehmende Behandlungsmethode, die sich unter anderem mit der Frage befasst, welche Musik Depressionsanfälligkeit und Adrenalinspiegel reduzieren könnte. Die im Folgenden aufgelisteten Stücke wurden unter wissenschaftlichen Bedingungen getestet und haben erwiesenermaßen beruhigende Wirkung auf Herzfrequenz und Gefühlslage. Am besten gönnen Sie sich

jeden Abend zehn Minuten davon, um Ihre Frühjahrs-
laune zu heben:

- **Strawberry Swing** von *Coldplay*. Ruhiger Popsong.
  Ist ein bisschen retro, erinnert Sie deshalb bestimmt
  an Hits Ihrer Jugend, zu denen Sie getanzt oder ge-
  flirtet haben.
- **Weightless** von *Marconi Union*. Elektronische, Sci-
  ence-Fiction-mäßige Komposition, die ein Gefühl
  der Schwerelosigkeit vermittelt und so duftig-leicht
  wirkt, als sei sie zu Anästhäsiezwecken komponiert
  worden.
- **La Canzonetta sull'aria** von Wolfgang Amadeus
  Mozart. Für Opernhasser wohl eher ein Stressfaktor – aber für mich persönlich ist diese Arie aus Fi-
  garos Hochzeit *die* Beruhigungsmusik schlechthin.
- **Sitarmusik** von Ravi Shankar. Am besten seine
  Filmmusik zu *Gandhi*. Die ideale Meditationsmu-
  sik, denn sie vermittelt Ruhe, erleichtert die Veran-
  kerung in der Gegenwart und fördert die Achtsamkeit gegenüber den eigenen Körperempfindungen.

Gut gelaunt durch den Frühling: der perfekte Tagesplan

Morgens
- Genießen Sie vorhandene Morgensonne in vollen Zügen, denn sie verringert den Hang zum Zwischendurch-Heißhunger.
- Gönnen Sie sich nach dem Aufwachen ein bisschen Lieblingsmusik, um auch Ihre Laune wach zu kriegen.
- Machen Sie eine kleine Extraversions-Übung, zum Beispiel, indem Sie ein paar Worte mit dem Bäcker oder der Kaffeeverkäuferin wechseln.
- Falls jemand Sie anlacht – vertreiben Sie jeden etwaigen Verdacht, er/sie könne Sie gerade auslachen.
- Lächeln Sie! Der Frühling ist Grund genug dafür.

Mittags
- Verwenden Sie einen roten Teller für Ihr Essen.
- Bepacken Sie Ihren roten Teller mindestens zur Hälfte mit Obst und Gemüse.
- Gönnen Sie sich einen aphrodisischen Terrassen-Kaffee.

Nachmittags
- Üben Sie ein bisschen Selbstbild-Lifting.
- Treiben Sie ein Stündchen anstrengungsarmen Sport.
- Versuchen Sie sich an der »Fünf-Silben-Meditationstechnik«.
- Erlauben Sie sich eine Portion Nostalgie, um die Gegenwart intensiver erleben zu können.
- Lachen Sie einmal so richtig herzhaft – auch wenn Sie sich womöglich dazu zwingen müssen.

Abends
- Essen Sie ein Gericht mit Mais, Linsen oder Brokkoli und zum Nachtisch Erdbeeren, um etwas für Ihren Folsäurehaushalt zu tun.
- Probieren Sie ein neues Rezept, eine neue Frucht oder ein neues Restaurant aus.
- Beschränken Sie Ihren Alkoholkonsum, denn er ist unterm Strich alles andere als stimmungsfördernd.
- Schreiben Sie Glückstagebuch.
- Organisieren Sie einen Karaokeabend.
- Hören Sie sich *Strawberry Swing* von Coldplay an.

Gut gelaunt durch den Sommer

» Wenn der Sommer sich verkündet,
Rosenknospe sich entzündet,
Wer mag solches Glück entbehren?«

Johann Wolfgang von Goethe,
aus: Faust, Zweiter Teil, 1. Akt

» Die Freude und das Lächeln sind
der Sommer des Lebens. «

Jean Paul

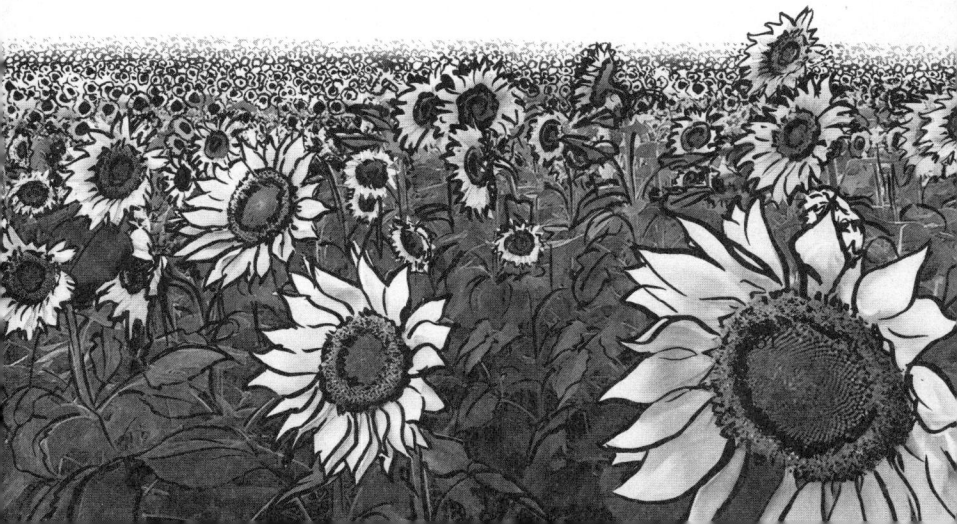

Sommer. Die Sonne scheint, der Urlaub naht, die Laune bewegt sich Richtung Jahreshoch – aber ausgerechnet diese Jahreszeit soll gründliche Vorbereitung erfordern? Und wie soll die bitte schön aussehen?

Viele meiner Freunde und Kollegen verkünden mit Beginn der schönen Jahreszeit lauthals, wie urlaubsreif sie sind, und dass sie kaum erwarten können, bis es endlich losgeht in Richtung Höhepunkt des Jahres. Die nachdenklicheren unter ihnen lassen allerdings nicht unerwähnt, dass der Aufbruch in die Sommerpause ihnen durchaus auch Sorge bereitet. Wie wird sich das anfühlen, so zum Nichtstun verdammt und ganz ohne das vertraute berufliche Umfeld, ohne Tagesroutine, Kollegen und das soziale Netz am Arbeitsplatz? Womit nur all die plötzlich frei verfügbare Zeit anfüllen?

Nichtstun ist nämlich nicht nur eine rare Gelegenheit und ein Genuss, sondern auch eine Herausforderung. Was *tun* mit der großen Leere im Kopf, die sich einstellt, wenn man Chefs, Aufgaben und Akten für ein paar Wochen hinter sich lässt?

Gegen die Sorgen, die sich in dieser Leere breitmachen könnten, gibt es seit ein paar Jahren höchst wirksame Waffen: Smartphones, Tablets, Laptops, Apps, Games, Facebook, Google, Twitter. Wer nicht will, muss also in den Ferien keinen völligen Entzug mehr durchleiden. Wie sehen sie also aus, die Ferien in Zeiten des Internets? Fröhlicher Datenverkehr oder freiwilliger Verzicht? Und was zeichnet den perfekten Urlaubsort aus? Super Datengeschwindigkeit? Oder lieber garantiertes Funkloch?

Sommerkur für den Körper

Mit Linsen und Eiern den Zinkhaushalt aufpolieren

Zink lässt sich im Gehirn in drei Bereichen nachweisen: im limbischen System, also dem Sitz der Emotionen; in der Großhirnrinde, die für Sprache und kognitive Prozesse zuständig ist; und im Hippocampus. Er ist in besonderem Maße auf Zink angewiesen, denn er steuert das Gedächtnis, die Lernfähigkeit und die Verarbeitung von Gefühlen. Es ist im Wesentlichen diesem kleinen seepferdchenähnlichen Gehirnbereich zu verdanken, dass wir überhaupt zwischen angenehmen und unangenehmen Gefühlen unterscheiden können. Fazit: Das Gehirn braucht Zink. Fürs Gedächtnis, für die Emotionen im Allgemeinen und für die guten Gefühle im Besonderen.

Darüber hinaus schützt Zink das Gehirn vor dem sogenannten oxydativen Stress, der die Zellen schwächt, sowie vor der Selbstvernichtung von Zellen durch ein zellinternes »Suizidprogramm« namens Apoptose. Und zu guter Letzt liefert Zink die Voraussetzungen für die Veränderungsfähigkeit (Neuroplastizität) des Gehirns. Dank dieser überlebenswichtigen Eigenschaft können die dortigen Nervenzellen sich regenerieren und untereinander neue Verbindungen bilden.

Ernährt man ein Tier völlig zinkfrei, so wird es innerhalb von nur drei Wochen apathisch und zeigt Anzeichen sowohl von Depression als auch von Aggressivität. Was darauf zurückzuführen ist, dass sein Organismus weniger Wohlfühlhormone produzieren kann. Dafür steigt die Produktion der Stresshormone Adrenalin und Cortisol. Ein niedriger Zinkpegel ist also ein Zeichen für eine depressive Verstimmung – oder für ein erhöhtes Risiko, ihr zum Opfer zu fallen. Dieses Risiko ist bei Frauen besonders hoch, insbesondere bei jungen Frauen. Und beim Mann führt Zinkmangel zu einem Absinken des Testosteronspiegels mitsamt den damit verbundenen Dämpfern für Libido und Leistungsfähigkeit. Und das ausgerechnet im Sommer? Wäre doch echt schade.

Vergleicht man den Zinkanteil im Blut von tendenziellen Frohnaturen mit dem von tendenziellen Griesgramen, so stellt sich heraus, dass die fröhlichen Probanden durchschnittlich einen um 1,8 mmol/l höheren Wert aufweisen als die Vergleichsgruppe. Da liegt es ausgesprochen nahe, im Hinblick auf den Sommer ein bisschen was für den Zinkhaushalt zu tun. Hier ein paar Nahrungsmittel, die es zinkmäßig besonders in sich haben:

• Kalbsleber (13 mg/100g)
• Rindfleisch (10 mg/100 g)
• Linsen (5,5 mg/100 g)
• Vollkornbrot (5 mg/100 g)

- Eigelb (4 mg/100 g)
- Austern (sage und schreibe 86 mg/100 g)

Wer Körper und Stimmung in Form halten will, benötigt täglich circa 11 mg Zink. Falls Sie für den Sommer vorsichtshalber in die Vollen gehen wollen, können Sie Ihre tägliche Dosis zeitweise auf bis zu 40 mg erhöhen.

Was der Regisseur Claude Lelouch von Urlaub hält

»Sie können also nicht einfach mal nichts tun? Sie wissen wirklich nicht, wie das geht? Und was fängt dann bitte schön diese ganze Freizeitgesellschaft mit ihrer Zeit an?«

Aus: Die Entführer lassen grüßen

Warum Eis im Sommer wirklich glücklich macht

Wenn es draußen heiß ist, mögen wir es gerne Eis-kalt. Und inzwischen weiß man auch, wodurch dieser Genuss entsteht: Das angenehme Frischegefühl wird von in der Mundschleimhaut befindlichen Sinneszellen ausgelöst. Diese Sinneszellen reagieren auch auf Menthol und Minze. Auf dem Weg über Eis und einschlägige Erfrischungsbonbons gelangen Kalziumionen in die Nervenbahnen, die vom Mund zum Gehirn führen. Je heißer die Sonne, desto intensiver das Wohlgefühl, das sie vermitteln.

Bei hochsommerlichen Temperaturen sind Trinken und Eisessen ohnehin immer eine gute Idee. Übrigens: Wussten

Sie, dass Mund und Haut unterschiedlich auf Kälte reagieren? Wenn Sie sich etwa einen Eiswürfel auf die Haut legen, spüren Sie die Kälte eher unangenehm, und die Körpertemperatur sinkt. Die kälteempfindlichen Sinneszellen im Mund hingegen haben keinen Einfluss auf die Körpertemperatur, sie vermitteln nur ein Kältegefühl. Falls Sie auf die Idee kämen, mit Speiseeis Ihre Körpertemperatur zu senken, müssten Sie auf einen Schlag ein knappes Pfund davon essen. Und auch diese Menge würde Ihre Temperatur zunächst nur um ein halbes Grad nach unten drücken; nach einer Stunde wäre es dann immerhin ein ganzes Grad. Doch wenn Sie sich mit normal üblichen Eisportionen zufriedengeben, sinkt gerade mal die Temperatur im Hals um zwei Grad ab, und im Mund entsteht ein Frischegefühl.

Dem Frischegefühl im Mund werden Sie aber immerhin einen Kick für die Stimmung zu verdanken haben. Noch dazu einen, der sanfter daherkommt als eine eiskalte Dusche oder Eiswürfel auf nackter Haut. Befragt man Genießer sommerlicher Eisspezialitäten nach ihren spontanen Eindrücken, so beschreiben sie die Eis-Erfahrung mit schöner Regelmäßigkeit als beruhigend, belebend und stimulierend. Diese Empfindungen sind umso intensiver, je höher das Thermometer klettert. Besonders jenseits der 30-Grad-Grenze ist Eis ein natürliches und höchst angenehmes Mittel gegen die Hitze des Sommers.

Und genau aus diesem Grunde ist beim Eisessen jedwedes Schuldgefühl völlig fehl am Platze. Indem Sie die Temperatur im Mund absenken, bereiten Sie sich Wohlgefühle, Punkt. Falls Sie trotzdem Ihre schlanke Linie nicht aus den Augen verlieren wollen, können Sie sich auf Eissorten mit vergleichsweise geringem Fett- und Zuckergehalt beschränken. Denn der Gute-Laune-Effekt von Eis hängt nicht von den aufgeschleckten Zuckermengen ab, sondern einzig und allein von der Temperatur. Zudem lässt sich der Eisgenuss durch ein bisschen gute Musik im Ohr noch steigern. Das wäre doch mal einen Versuch wert, oder?

Eis ist – über die angenehme Kälteempfindung hinaus – ein Fest für Augen und Geschmacksknospen. Und die Ohren können diese Sinnesfreuden noch verstärken. Geschmackssinn und Gehör sind nämlich enger verknüpft, als man glauben könnte. Ganz allgemein beeinflusst die Geräuschkulisse, in der wir essen, sowohl unsere Speisenauswahl als auch die Intensität der mit dem Essen einhergehenden Wohlgefühle.

2016 untersuchte ein neuseeländisches Forscherteam die Folgen von kombiniertem Eis- und Musikgenuss. 20 Männer und 25 Frauen bekamen drei verschiedene Schokoladeneissorten zur Auswahl (Vollmilch, Bitterschokolade, bitter-süße Schokolade) und verzehrten es entweder in einem stillen oder aber musikerfüllten Ambiente. Ergebnis: Stiller Genuss hat offenbar keine Auswirkungen auf das Geschmacksempfinden. Wenn die Musik einem Probanden nicht gefiel, schien ihm das Eis automatisch bitterer. Bei einer als angenehm empfundenen Musik hingegen schien das Eis süßer und das Wohlempfinden im Mund ausgeprägter.

Und eine noch erstaunlichere Tatsache förderte dieses Experiment zutage: Wer zum Eis seine Lieblingsmusik hört, entwickelt möglicherweise ein akutes Kuschelbedürfnis. Denn Eis und Musik bilden anscheinend das perfekte Stimulans für Liebeswallungen und amouröse Abenteuerlüste.

Da bin ich mir ziemlich sicher, dass Sie diesen Sommer eine Gelegenheit finden werden, diese wundersame Wirkung von Eis mit Musik an einer Person Ihrer Wahl zu erproben …

Musik + Eis = garantierter Genuss

Und zwar deshalb, weil Musik (für mich übrigens eines der besten natürlichen Antidepressiva) die angenehme Wirkung von Eis intensiviert:

- Musik stimuliert die Großhirnrinde;
- Musik erhöht das Geschmacksempfinden, die Konzentration auf den Verzehr – und damit das Plaisir.

Das passiert allerdings nur, wenn die Musik als angenehm empfunden wird. Wirkt die Begleitmusik unangenehm oder schlicht zu laut, lässt das Geschmackserlebnis nach.

Die neuseeländischen Forscher haben eigens für Eisfans eine Playlist zusammengestellt, zum Besten von Genuss und Stimmung. Hier eine kleine Titelauswahl:

- Für Klassik- und Pianoliebhaber: *Für Elise* von Ludwig van Beethoven in der Einspielung von Alfred Brendel;
- *Thunderstruck* von AC/DC, falls Sie zu den Leuten gehören, für die es im Sommer nichts Besseres gibt als ordentliche Rockhits;
- *Suzanne* von Leonhard Cohen für alle, die es im Sommer gerne ruhig und ein bisschen nostalgisch verträumt haben.
- *Georgia On My Mind* von Ray Charles. Mein persönlicher Tipp in Sachen Eismusik, weil der Song mich auf

das Angenehmste an dieses sommerlich-träge Südstaatenflair erinnert.

Hamburger mit Pommes – die verborgene Gefahr

Für viele Urlauber gehören Fast-Food und süße Brausen einfach dazu. Doch der häufige Verzehr solcher kulinarischen Highlights kann der Laune offenbar empfindliche Dämpfer versetzen. 2011/12 führten Forscher der Universität Seoul eine Studie an 850 jungen Koreanerinnen durch, die Anzeichen für eine Depression aufwiesen. Analysiert wurden sowohl die Ernährungsgewohnheiten der Heranwachsenden als auch ihre Stimmungsschwankungen – aus gutem Grund, denn Südkorea hält den traurigen Rekord der höchsten Suizidrate in der Altersgruppe der unter 25-Jährigen.

Die Analyse ergab, dass zu depressiven Verstimmungen neigende Koreanerinnen 1,5-mal so viele Hamburger, Pizzen, Instantnudeln, Sandwiches und ähnliche Fast-Food-Erzeugnisse zu sich nahmen wie die Teilnehmer der Vergleichsgruppe und dafür kaum Obst, Gemüse und Reis.

Inzwischen weiß man, warum fettige und zuckrige Speisen Gehirn und Gemüt gleichermaßen abträglich sind: Sie beeinträchtigen die Produktion des Proteins NGF (Nerve Growth Factor), das es den Nervenfasern im Gehirn ermöglicht, neue Verschaltungen zu bilden. Und obendrein können Pizza, Burger & Co. auf Dauer zur Sucht werden, weil ihr Verzehr kurzfristig die Produktion körpereigener

Glückshormone ankurbelt, dann aber drastisch abfallen lässt. Genau deshalb dreht die Stimmung von Fast-Food-Fans oft schon kurz nach dem Essen ins Minus. Sogar ihr Schmerzempfinden steigt. Ganz zu schweigen davon, dass sie durch ihre einseitige Ernährung nicht die Mengen an Folsäure, Vitamin B6, Vitamin B12 und Zink zu sich nehmen, die für eine stabil gute Laune erforderlich sind.

Die Eltern unter Ihnen werden sich jetzt fragen, wie sie auf diese Faktenlage wohl reagieren sollten. Wird die Gefahr eines drohenden Vitamin- oder Mineralienmangels ihre Sprösslinge wohl dazu bringen, ihr Ernährungsverhalten zu ändern? Ein Sommer ohne Pommes und Burger – ist das überhaupt durchsetzbar, und wenn ja, dann wie?

Keine Sorge, die nötige Geduld vorausgesetzt, ist das kein Ding der Unmöglichkeit. Am besten versuchen Sie als Warm-up, den lieben Kleinen die US-amerikanische Initiative MyPlate, siehe Kapitel »Frühjahrskur für den Körper«, schmackhaft zu machen. Die erlaubt nämlich einen Kompromiss zwischen der legitimen Lust auf Fast-Food und der – genauso legitimen, aber bedeutend weniger attraktiven – Devise, beim Essen die Gesundheit nicht aus den Augen zu verlieren. Bei MyPlate hat beides Platz auf dem Teller: Salat, Obst, Gemüse – und Pizza, Burger, Pommes. Die sind zwar längst nicht so gesund. Aber für einen richtigen Sommer einfach unentbehrlich.

Lieber Limo oder gute Laune?

Spätestens mit Beginn dieses Kapitels werde ich für Heranwachsende wohl definitiv zur Hassfigur. Erst mache ich ihnen ihr Lieblingsessen madig – und jetzt ziehe ich auch noch über ihre bevorzugten Getränke her …

Aber es ist nun mal eine Tatsache, dass stark zuckerhaltige Softdrinks krankhafte Fettleibigkeit verursachen und das Diabetesrisiko erhöhen. Denn beim Trinken schwemmen sie auf einen Schlag große Kalorienmengen in den Organismus. Die wiederum sättigen nicht, sondern führen lediglich zur Gewichtszunahme. Süßstoffhaltige Brausen sind auch nicht besser, weil sie sich ungünstig auf das Mikrobiom, vulgo: die Darmflora auswirken und dort die Produktion des Wohlfühlhormons Serotonin beeinträchtigen.

Kein Wunder, dass Softdrinks inzwischen als todsichere Stimmungskiller gelten. Einen von vielen Belegen für diese These lieferten Wissenschaftler der nordchinesischen Universität Tianjin. Anhand einer groß angelegten Studie konnten sie nachweisen, dass der Konsum von mehr als vier Gläsern Softdrinks wöchentlich das Depressionsrisiko verdoppelt.

Für die launedämpfende Wirkung von Softdrinks gibt es eine biologische Erklärung. Vereinfacht gesagt, führt die beim Trinken rasant schnelle Zuckerzufuhr sowohl zu einem Abfall der Serotoninproduktion als auch zu entzündlichen Prozessen im Gehirn. Was nicht gleichbedeutend ist mit einer regelrechten Erkrankung des Gehirns, keine Sorge. Aber bei erhöhter Zuckerzufuhr sind die Neuronen nun mal schlicht stressanfälliger.

Umgekehrt führt der völlige Verzicht auf Limo, Cola & Co. nicht automatisch zu einem stabilen Stimmungshoch. Insofern können Ihre lieben Kleinen aufatmen. Und in Zukunft im Idealfall meinen weisen Rat befolgen, sich auf ab und zu ein Glas davon zu beschränken – auch wenn das im Sommer natürlich besonders schwerfällt.

Wobei Softdrinks nicht nur Teenagern die Laune vermiesen können, sondern grundsätzlich jedem Limofan quer durch alle Altersschichten. Ja, auch zuckerliebende Senioren sind gleichermaßen betroffen, *Best Ager* hin oder her. Merke: Für gehirn- und gemütschützende Maßnahmen ist es nie zu spät.

Mit Eistee gegen Durchhänger

Bereiten Sie Ihren Lieblingstee zu. Fügen Sie Eiswürfel hinzu, außerdem nach Herzenslust sämtliche Aromen, die Sie in Sommerstimmung versetzen, von frischer Minze über rote Beeren bis Zitronenschale. Lassen Sie das Getränk abkühlen. Und genießen Sie sodann

• die angenehme Frische, wenn der Tee die Kehle hinunterfließt und das Glas die Finger kühlt;
• das Geschmackserlebnis, das die verwendeten Früchte der Zunge bescheren.

Tee ist ja bekanntlich von Haus aus ein Stimmungsaufheller, und in dieser sommerlichen Zubereitungsform ist er als natürliches Antidepressivum einfach unschlagbar.

Neben Softdrinks und Eistee bieten sich natürlich auch Säfte als Sommergetränk an. Aber Achtung: Auch sie spülen auf einen Schlag sehr viel Zucker in den Organismus. Schwach oder gar nicht gezuckerte Getränke sind daher als Durstlöscher vorzuziehen, denn die lassen Ihr Gehirn in Ruhe und bringen auch die Produktion körpereigener Glückshormone nicht aus dem Takt. Also folgen Sie am besten der Empfehlung der chinesischen Forscher, siehe Kapitel »Winterkur fürs Gemüt«, und machen sich öfter mal einen Tee. Bei der Aromatisierung Ihres neuen Sommergetränks können Sie Ihrer Kreativität freien Lauf lassen. Und heiß oder kalt spielt keine Rolle – Tee macht immer Laune.

Sie sind aber leidenschaftlicher Softdrink-Fan, und Aufgussgetränke sind so gar nicht Ihr Ding? Macht auch nichts, lassen Sie sich auf einen Versuch ein, Sie haben schließlich den ganzen Sommer, um auf den Geschmack zu kommen. Experimentieren Sie mit unterschiedlichen Trinktemperaturen. Und falls, oder besser gesagt: *wenn* Ihnen das gelungen ist, schauen Sie sich mal unter Ihren Lieben um, unter den Jüngsten genauso wie unter den Ältesten. Und versuchen Sie, die notorischen Brausetrinker unter ihnen von Ihrer neuen Leidenschaft zu überzeugen.

Essen: Lieber Lustbarkeit als reine Ernährung

Wir essen grundsätzlich aus zweierlei Gründen: aus Freude am Genuss oder schlicht als Abhilfe gegen Hungergefühle. Lustessen wurde schon vom griechischen Philosophen Epikur wärmstens empfohlen, der bereits zu vorchristlichen Zeiten dazu aufrief, die Freuden des Lebens in vollen Zügen zu genießen. Und also auch Geschmack und Präsentation dargebotener Speisen entsprechend zu würdigen. Für Epikur und seine Anhänger ist Essen nicht nur Kalorienzufuhr, sondern ein mit allen Sinnen erfahrbares, sinnliches, emotional aufgeladenes, lustvolles Erlebnis.

Essen als reine Nahrungsaufnahme hingegen ist nicht mehr als eine reflexartige Reaktion auf akuten Hungeralarm des Körpers, der eine neue Dosis Energie einfordert. Solche rein funktionalen Esser haben den Teller in Windeseile geleert, denn ihr Bedürfnis nach schneller Sättigung lässt ihnen keine Zeit für sinnlichen Genuss. Dabei ist gar nicht immer echter Kalorienbedarf der Impulsgeber, sondern schlicht eine Heißhungerattacke. Die wiederum kann durch alles Mögliche ausgelöst werden, etwa durch den Anblick eines »unwiderstehlichen« Nahrungsmittels, und häufig auch durch Negativgefühle wie Stress und Ärger, die wohl jeder schon mal mithilfe von Chips oder Schokolade zu kompensieren versucht hat.

Essen à la Epikur hingegen braucht Zeit. Zeit, um eine Mahlzeit ganzheitlich zu genießen: das Essen selbst, klar, aber auch den gedeckten Tisch, die Gesellschaft, den Zauber des Moments. Genau diese Freuden übrigens bewahren Sie vor verhängnisvollen Jiepern – schon der alte Grieche wusste, dass sinnliche Genüsse unglaubwürdiges Hungerjammern von Magen und Darm verstummen lassen. Je umfassender Sie also Ihre Mahlzeiten vorbereiten und genießen, desto mehr gute Gefühle können Sie tanken. Und desto weniger Kalorien werden Sie brauchen, um sich gesättigt zu fühlen.

Die Qualität des Genusses ersetzt die Quantität auf dem Teller. Und obendrein haben Sie auch länger etwas davon: An die Wonnen einer Mahlzeit à la Epikur können Sie sich noch am nächsten Tag erinnern, wohingegen die bloße Nahrungsaufnahme normalerweise gleich vergessen ist.

Der Sommer ist ideal geeignet für einen Aufbaukurs in Sachen Essgenuss. Warum probieren Sie nicht einfach mal die Leitlinien aus, die Wissenschaftler der Universität Vancouver zu diesem Thema ausgearbeitet haben:

- Ich suche mir einen ruhigen Ort und rufe mir schon vor dem Essen den Geschmack meiner Lieblingsspeisen ins Gedächtnis.

- Ich interessiere mich für Ernährungsfragen, für Nahrungsmittel und für ihre Zubereitung. Für mich ist Ernährung nicht mit Ängsten verknüpft, sondern mit Neugier und wissenschaftlichem Interesse.

- Ich koche selbst und möchte gerne noch besser kochen lernen. Für mich ist Kochen eine Kunst wie Musik und Malerei, und ich freue mich über jede freie Minute, die ich dieser Kunstform widmen kann.

- Während der Mahlzeiten genieße ich jeden einzelnen Aspekt der Speise, ihren Duft, ihren Geschmack, ihre Textur, wie sie auf der Zunge zergeht.

- Ich versuche, Familienmitgliedern und Freunden meine Geschmackserlebnisse detailliert zu beschreiben und dafür möglichst präzise Wörter zu finden.

- Selbst wenn ich hungrig bin, entscheide ich mich im Zweifelsfall lieber für ein kleines, aber geschmacklich vielversprechendes Gericht als für eine Riesenportion, die mir außer Kalorien nicht viel zu bieten hat.

Das Gute an dieser Form der genussvollen Ernährung: Sie hat keinerlei Auswirkungen auf den Hüftumfang, sondern nur auf die Stimmung. So gesehen ist der Wandel vom Triebesser zum Lustesser eine Art sommerliche Alternativdiät, ganz ohne Frust und Selbstkasteiung. Und als Dreingabe gibt's Genüsse, die raffinierter, intensiver und langlebiger sind als jeder schnelle Sattmacher.

Bewegung ja, Anstrengung nein

Wenn draußen die Sonne glüht, bleibt oft nur die Wahl zwischen ein bisschen Bewegung und Garnichtstun. Der frühlingshafte Bewegungsdrang fällt in der Regel der ermattenden Sommerhitze zum Opfer. Was ich persönlich sehr gut nachvollziehen kann. In der heißen Jahreszeit ziehe auch ich eine Siesta an einem schattigen Plätzchen jeglichem Wander-, Jogging- oder sonstigem Fitnessprogramm vor. Und wenn ich mir dazu noch etwas Süßes oder ein Glas kühlen Weins gönne, ist das Plaisir perfekt. Die Frage ist nur, wie sich diese Freuden längerfristig auf meine Form auswirken. Und auf meine Stimmung. Was also tun – trotzdem schattiges *Dolcefarniente* genießen? Oder Sommerhitze und Trägheit entschlossen den Kampf ansagen?

Sicher ahnen Sie schon, wie meine Antwort auf diese Frage ausfällt. Schließlich versuche ich seit den ersten Seiten dieses Buches, Ihnen die Wohltaten regelmäßiger Bewegung zu vermitteln, und sei sie auch noch so knapp dosiert und anstrengungsarm. Und das gilt für den Sommer genauso wie für jede andere Jahreszeit. Allerdings dürfen Sie

Art und Dauer der Bewegung selbstverständlich den herrschenden Temperaturen und der Umgebung anpassen.

In diesem Zusammenhang haben Wissenschaftler der Universität Wisconsin, USA, eine klare Empfehlung abgegeben, die ich regelmäßig weitergebe und auch selbst möglichst oft zu beherzigen versuche. Sie ist leicht umzusetzen und hebt erkennbar die Laune. Ausgangspunkt ist die Erkenntnis, dass für Herz und Muskulatur Ausdauersport am besten ist. Für die Stimmung hingegen wirkt schon ein anstrengungsarmes, kurzes Bewegungsprogramm Wunder. So steht inzwischen zweifelsfrei fest, dass regelmäßige, nicht allzu ermüdende Bewegung bei Depressionen genauso wirksam hilft wie ein einschlägiges Medikament aus der Apotheke.

Aber woher soll man wissen, ab wann »ein bisschen Bewegung« ausreicht, um sich wirklich etwas Gutes zu tun? Hier kommt die Studie der Wissenschaftler aus Wisconsin ins Spiel. Sie verordneten ihren – ausschließlich weiblichen – Probanden ein 30-minütiges, tägliches Bewegungsprogramm. Zur Wahl standen Gehen oder Laufen mit dem Ziel, den Herzschlag um 40, 60 oder 80 Prozent zu beschleunigen. Nach Ablauf der Trainingszeit wurden die Teilnehmer zu ihrer Stimmung befragt. Ergebnis: Die Intensität der Bewegung hat keinerlei Einfluss auf den Launepegel. Die Stimmung steigt also unabhängig davon, um wie viele Prozentpunkte der Herzschlag sich erhöht. Hauptsache, er erhöht sich überhaupt mal für ein halbes Stündchen.

Eine halbe Stunde Nichtstun ist die einzige Variante, die nun wirklich gar nichts bringt. Selbst wer beim Sport nicht ins Schwitzen kommt, darf sich hingegen auf Wohlgefühle freuen. Gewöhnlich setzen sie etwa zwanzig Minuten nach Ende des Bewegungsprogramms ein. Und wenn Sie sich dazu nicht nur dann und wann, sondern täglich durchringen, werden Sie die erfreulichen Auswirkungen auf Ihre Stimmung noch deutlicher verspüren können.

Der goldene Mittelweg zwischen Faulheit und Fitness

Glühende Sommerhitze ist nicht unbedingt das ideale Wetter, um in Sachen Fitness die eigenen Grenzen auszutesten. Viel wichtiger als maximale Leistung ist regelmäßige Leistung. Jeden Tag ein bisschen Bewegung, und schon erhöht sich die Produktion all jener Wohlfühlhormone, deren Namen Ihnen inzwischen sicher vertraut sind: Serotonin, Dopamin, Endorphine.

Und wer im Sommer weise darauf verzichtet, sich über Gebühr anzustrengen, sorgt damit obendrein dafür, dass die Produktion von Stresshormonen wie Adrenalin und Cortisol sich trotz Sport weiterhin in Grenzen hält.

Dreißig Minuten Bewegung täglich sind ideal für Körper und Stimmung. Und da es nicht darum geht, irgendwelche Rekorde aufzustellen, siehe oben, können Sie sich für Ihre tägliche Dosis Wohlgefühle ruhig einen möglichst angenehmen Ort aussuchen: Schwimmbad, Strand, Wald, Wiese … Nichts muss, alles kann.

Netz im Bett – nein danke!

Hier ist es, das denkbar beste Argument für ein bisschen sommerliche Internet-Diät: Je weniger Zeit Sie online verbringen, desto besser und länger schlafen Sie. Zu diesem Ergebnis kam eine schottische Studie, die an 467 Jugendlichen die gesundheitlichen Folgen ständiger Erreichbarkeit vermaß. Und ganz nebenbei umgekehrt die positiven Folgen einer freiwilligen Smartphone-Selbstbeschränkung feststellte. Angesichts ihrer Erkenntnisse ist es ratsam, dem Internet gegenüber einen gewissen Sicherheitsabstand zu wahren. Machen Sie die Probe aufs Exempel und gehen Sie in den Sommerferien öfter mal offline. Und Sie werden feststellen:

- Sie schlafen länger;
- Sie schlafen schneller ein;
- Sie schlafen tiefer und störungsfreier, weil nicht ständig irgendetwas piepst, brummt oder klingelt;
- Sie schlafen weicher, weil unterm Kopfkissen kein Handy liegt;
- Tagsüber sind Sie wacher und konzentrierter.

Und wenn Sie sich erst mal erfolgreich entwöhnt haben, dann wird auch dieses quälende Gefühl nachlassen, womöglich irgendetwas Superdringendes verpasst zu haben. Und dann, genau dann, können Sie endlich wirklich entspannen.

Einer der wichtigsten Gründe für die sommerliche (oder besser noch ganzjährige) Internet-Diät ist der Ausschüttungszyklus des Schlafhormons Melatonin. Durch die Bildschirmbeleuchtung verschiebt sich nämlich seine Ausschüttung und bringt dadurch den Schlaf-Wach-Rhythmus durcheinander. Wenn Sie den ganzen Abend auf den Bildschirm starren, vermitteln Sie Ihrem Gehirn den Eindruck, es sei schon früher Morgen. Also bereiten sich Ihre grauen Zellen auf anstehende Tagesaktivitäten vor, anstatt Ihren Körper auf baldige Bettruhe einzustellen. Umgekehrt führt frühzeitiges Abschalten dazu, dass man schneller einschläft und am nächsten Tag körperlich und psychisch besser in Form ist, weil das Gehirn das abendliche Schlafsignal besser wahrnimmt.

Bleibt die Sorge, durch die Internet-Abstinenz womöglich etwas zu verpassen, siehe oben. Das Senden und Empfangen von Botschaften ist schließlich immer mit Absichten und Gefühlen verbunden. Wer ein Foto postet, eine Info oder einen Rat, der fragt sich automatisch, wie seine Nachricht wohl aufgenommen wird. Wird sie beantwortet? Und was, wenn nicht? Oder wenns dafür als Reaktion nur einen Haufen Spott gibt? Und überhaupt: Was, wenn ich etwas Megawichtiges verpasse? Sorgen über Sorgen. Die durch die Droge Internet gleichzeitig gelindert und aufgeputscht werden.

Und trotzdem kenne ich niemanden, der es je bereut hat, sich auf einen zumindest teilweisen Internet-Entzug einzulassen, sich für die Dauer der Ferien von seinen sozialen Netzwerken zu verabschieden und Smartphones und Tablets einfach auszuschalten. Das schaffen Sie nie? Dann versuchen Sie wenigstens, abends und nachts die Finger von Ihren Lieblingsspielzeugen zu lassen. Ich kann Ihnen schon jetzt versprechen, dass Sie im Handumdrehen Möglichkeiten der Abendgestaltung finden, die höchstwahrscheinlich angenehmer sind als das Herumgetippe auf einer mickrigen Bildschirmtastatur.

Längere Telomere durch bessere Laune

Telomere sind Proteine, die auf den Enden unserer Chromosomen sitzen. Je länger sie sind, desto besser ist es voraussichtlich um unsere Gesundheit und Lebenserwartung bestellt. Kurze Telomere hingegen sind ein Indiz für ein erhöhtes Risiko für Krebsleiden, Herz-Kreislauf-Erkrankungen und vorzeitigen geistigen Abbau.

Eine der simpelsten Methoden, das Wachstum der Telomere positiv zu beeinflussen, ist die tägliche Stimmungspflege. Wissenschaftler haben bei der Untersuchung depressiver Menschen verkürzte Telomere konstatiert, bei seelisch stabilen Vergleichspersonen hingegen Telomerwachstum. Wenn Sie dafür sorgen, dass Ihr Sommer möglichst viele Spaßfaktoren mit sich bringt – dann tun Sie auf einen Rutsch Ihrer Gesundheit, Ihrer Stimmung und Ihren Chromosomen etwas Gutes.

Am besten für Gute-Laune-Kicks geeignet sind Gruppenaktivitäten und körperliche Bewegung. Am besten beides zusammen: Wer in den Ferien mit Family & Friends sportelt, hat längere Telomere als notorische Einzelgänger.

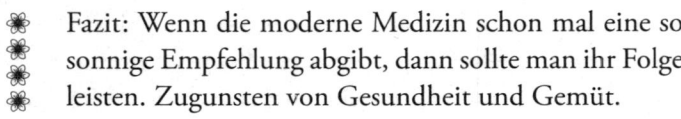 Fazit: Wenn die moderne Medizin schon mal eine so sonnige Empfehlung abgibt, dann sollte man ihr Folge leisten. Zugunsten von Gesundheit und Gemüt.

Sommerkur fürs Gemüt

Nicht zu alt für gar nichts!

Niemand sollte sich über Leute lustig machen, die sich weigern zu sagen, wie alt sie sind. Denn diese Leute kämpfen gegen die Zeit. Und sie haben recht damit. Wer von seinem biologischen Alter nichts wissen will, fördert damit Gesundheit und Stimmung. Klingt seltsam, ist aber so: Das Sein von Körper und Geist wird bestimmt durch das Bewusstsein des eigenen Alters und der Zeitläufe. Folglich ist es nicht gerade zielführend, sich als »zu alt« für etwas außergewöhnlichere und/oder anstrengendere Ferienaktivitäten einzuschätzen. Je jünger man sich fühlt, desto weniger leidet man am Zahn der Zeit, desto besser ist man in Form.

Dahinter steckt ein altbekanntes psychologisches Phänomen – die selbsterfüllende Prophezeiung. Sie halten sich für alt? Dann sind Sie es wahrscheinlich auch. Genauer gesagt, sind Sie dann wohl älter als diejenigen Ihrer Altersgenossen, die sich hartnäckig weigern zu akzeptieren, dass sie nicht mehr die Jüngsten sind. Sobald Sie »aus Altersgründen« vor Herausforderungen zurückschrecken, laufen Sie Gefahr, körperlich und geistig abzubauen. Dann vielleicht lieber doch auch im fortgeschrittenen Alter ab und zu mal ein kleines Abenteuer wagen, oder?

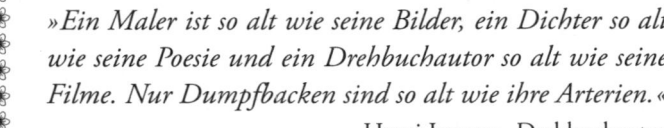

Alter & Arterien

»Ein Maler ist so alt wie seine Bilder, ein Dichter so alt wie seine Poesie und ein Drehbuchautor so alt wie seine Filme. Nur Dumpfbacken sind so alt wie ihre Arterien.«

Henri Jeanson, Drehbuchautor

Anti-Aging für Anfänger

Sie wollen raus aus der »Ich-bin-schon-so-schrecklich-alt!«-Falle? Dann tun Sie was! Fast egal, was. Hauptsache, Sie sind aktiv. Ein möglichst aktiv gestaltetes Leben hilft am wirksamsten gegen Altersfrust. So lautet jedenfalls das Resultat einer irischen Studie, an der über 5000 Senioren teilnahmen. Diejenigen Probanden, die sich noch jung genug fühlten für ein körperlich aktives und geselliges Dasein, für soziales Engagement und auch für die eine oder andere Herausforderung, unterschieden sich von den überwiegend inaktiven Senioren durch:
• einen größeren Freundes- und Bekanntenkreis;
• ein besseres Gedächtnis;
• abwechslungsreichere, gesündere Ernährung;
• ein gesünderes und widerstandsfähigeres Herz.

Nicht schlecht, oder? Und vor allem so einfach zu erreichen. Nehmen Sie sich einfach ein Beispiel an den fitten Senioren aus Irland und ihren Lieblingsaktivitäten:

- Kinobesuche
- Theater- und Konzertbesuche
- Kurse und Veranstaltungen zu interessanten Themen
- Reisen und Entdeckungsreisen
- Gartenarbeit
- Lektüre
- Musik
- Kartenspiel
- Essen bei Freunden oder im Restaurant
- Treffen im Familien- und Freundeskreis
- Soziales Engagement, ehrenamtliche Arbeit
- Beteiligung an Vereinen, Klubs, Arbeitskreisen und sonstigen sozialen Gruppen.

Die solchermaßen aktiven Senioren sind sich ihrer altersbedingten Veränderungen durchaus bewusst und kämen auch nie auf den Gedanken, sich hartnäckig als *forever young* zu bezeichnen. Gleichzeitig sind sie bewundernswert fit. Ihr Geheimnis? Sie akzeptieren nicht nur die Tatsache, dass sie älter werden, sondern können ihr sogar eine Menge gute Seiten abgewinnen. Hier die Top drei:

- Klar werde ich älter. Aber dieser Alterungsprozess erweitert meinen Horizont und verhilft mir zu neuen Erkenntnissen und mehr Gelassenheit.
- Klar werde ich älter. Aber es liegt zu einem erstaunlich großen Teil an mir selbst, mir so lange wie möglich meine Unabhängigkeit zu bewahren.

- Klar werde ich älter. Und weil ich diesen Prozess sowieso nicht aufhalten kann, hadere ich nicht damit, sondern mache lieber gleich das Beste draus.

Alles in allem »typische Altersweisheiten«. Na und? Sie sind nachweislich gut für Gesundheit und Gemüt. Diejenigen irischen Studienteilnehmer, die regelmäßig Aktivitäten mit Wohlfühlfaktor nachgingen, fühlten sich weniger altersgebeugt und hatten – wen wundert's – bessere Laune. Jedes angenehme Erlebnis bestärkte sie in ihrer Einschätzung, durchaus noch jung genug für weitere angenehme Erfahrungen zu sein. Und auch ihr Gehirn war noch erstaunlich gut auf Zack. So lösten sie etwa schwierige Rechen- und Denkaufgaben schneller als die passivere Vergleichsgruppe.

Sie sehen: Es ist kein Ding der Unmöglichkeit, dem natürlichen Alterungsprozess das eine oder andere Schnippchen zu schlagen. Hauptsache, Sie führen sich regelmäßig vor Augen, dass Ihr fortschreitendes Alter allein weder Ihre Fähigkeiten noch Ihren Aktionsradius einschränkt. Denken Sie dran, wenn Sie das nächste Mal Pläne für die Sommerferien machen.

Der Missmut muss zu Hause bleiben

Wussten Sie schon? Der Unterschied zwischen einem gut gelaunten Urlauber und einem schlecht gelaunten Urlauber hat wenig mit einschlägigen Urlaubserlebnissen zu tun. Sondern im Wesentlichen allein mit ihrer *Wahrnehmung*. Es gibt Menschen, die an einem sogenannten *Hostile Interpre-*

tation Bias leiden, also ihre Umwelt tendenziell als negativ bis feindselig wahrnehmen. Und da sie in allem und jeden nur eine Bestätigung dieser Negativsicht suchen, sind sie entsprechend schlecht drauf. Anders ausgedrückt: Wer im Urlaub ständig Ärger, Frust oder Stress in sich verspürt, der sucht nach Gründen für diese emotionale Großwetterlage. Und wird sie auch todsicher finden: Das Wetter. Der Urlaubsort. Das Hotel. Mitreisende Freunde und was sie alles machen oder nicht machen. Zu viel Familienleben. Zu wenig Familienleben. Undsoweiterundsoweiter.

Solche Meckertendenzen kommen Ihnen seltsam bekannt vor? Dann versuchen Sie sich doch mal an einem kleinen Perspektivwechsel. Und Sie werden sehen, der allein reicht schon aus, um jeden Urlaub auf einen Schlag eine ganze Ecke schöner zu machen. Sie sollten allerdings schon vor der Abreise mit dem Training beginnen – und sich geistig jedes Mal einbremsen, wenn Sie sich dabei erwischen, widrige Umstände oder Erlebnisse mal wieder automatisch als »feindseligen Akt« einzustufen. Am besten fangen Sie mit ganz banalen Situationen an und versuchen, aufkommende Negativgefühle bewusst durch eine möglichst neutrale Wertung zu ersetzen. Hier ein paar perfekte Übungssituationen:

• Der Typ da drüben auf der Straße guckt so komisch.
• Das Wetter ist längst nicht so schön, wie es sein sollte.
• Die Leute nebenan sind ziemlich laut.

Keine dieser Situationen ist in irgendeiner Form bedrohlich oder gefährlich. Es besteht nicht die geringste Notwendigkeit, sie als persönlichen Angriff wahrzunehmen. Also stoppen Sie entsprechende Anwandlungen, sobald Sie sie verspüren. Ihre Laune und auch Ihre Blutgefäße werden Ihnen dankbar sein, dass Sie sie mit überflüssigen Adrenalinergüssen verschonen. Und schon allein das Wissen um die gesundheitsfördernde Wirkung von Wahrnehmungstraining wird Ihnen helfen, damit weiterzumachen. Hillary Smith, Psychologin aus Florida, packt diesen Zusammenhang in einen einfachen Satz: Tendenzielle Negativwahrnehmung verdoppelt das Risiko, einer Depression zum Opfer zu fallen. Andersherum bildet eine tendenziell neutrale oder sogar positive Wahrnehmung einen natürlichen Schutzwall gegen körperliche und seelische Erkrankungen.

Virtuelle Freunde vs. echte Freunde

Im Urlaub kann man leichter als sonst ein bisschen Abstand zwischen sich und seine diversen sozialen Netzwerke bringen. Und das wäre eine ausgesprochen sinnvolle Idee. Denn der Glaube, eine möglichst hohe Freundeszahl auf Facebook & Co. sei gleichbedeutend mit einem zugewandten sozialen Umfeld, ist nichts weiter als eine Illusion. Machen Sie die Probe aufs Exempel und gehen Sie in den Ferien ein paar Tage offline. Wetten, dass Sie in der Zeit nichts Besonderes verpassen?

2016 konnte ein belgisch-amerikanisches Psychologenteam im Rahmen einer Studie nachweisen, dass Menschen, deren Facebook-Freundeskreis größer ist als der im wirklichen Leben, depressiver sind als andere. Und es kommt noch dicker: Ihr Punktwert auf der von den Psychologen entwickelten Schlechte-Laune-Skala stieg parallel zur Anzahl ihrer Facebook-Freunde. Für dieses Phänomen gibt es eine simple Erklärung: Je niedergeschlagener man sich fühlt, desto fieberhafter sucht man Halt in den sozialen Netzwerken. Denn da sind die Beziehungen scheinbar viel unkomplizierter als im echten Leben. Also hofft man auf Nachrichten, Posts, Likes, Followers. Und wird entsprechend häufig enttäuscht. Denn so easy, wie sie scheinen, sind virtuelle Freundschaften nicht. Aber das lernt man im Zweifelsfalle erst nach diversen Enttäuschungen.

Menschen mit stabiler Stimmungslage hingegen pflegen bevorzugt Kontakte zu Freunden aus der realen Welt. Auch wenn es davon weniger gibt, die Betreffenden nicht unbedingt pflegeleicht sind und einem auch seltener hochgereckte Daumen entgegenstrecken.

Angesichts dieser Gemengelage nimmt es nicht Wunder, dass Internetfreundschaften inzwischen mit wissenschaftlicher Akribie erforscht werden. Wichtigstes Ergebnis bisher: Leidenschaftliche Facebook-Buddys sind vor virtuellem Freundschaftsfrust geschützt, wenn sie klar zwischen drei Beziehungsformen unterscheiden können:

- **Potenzielle Beziehungen in der realen Welt:** Damit sind alle Personen gemeint, die wir bei irgendeiner Gelegenheit getroffen haben und eigentlich gerne näher kennenlernen würden, aber bisher mangels Zeit und/oder Gelegenheit noch nicht wiedersehen konnten. Wir haben den Kontakt also (noch) nicht vertieft – und trotzdem sind solche potenziellen Freundschaften gut fürs Gemüt. Denn es ist ein beglückendes Gefühl, all die Möglichkeiten auf- und ausbaubarer Beziehungen zu spüren.

- **Virtuelle Beziehungen:** Soziale Netzwerke machen aus einem lockeren Austausch von Online-Lebenszeichen ratzfatz eine »Freundschaft«. Das ist ihr Daseinszweck: Man lernt im Internet jemanden kennen, tauscht ein paar Fotos und Nachrichten aus und gibt sich bereitwillig der Fantasie hin, einen Freund/eine Freundin fürs Leben hinzugewonnen zu haben. Doch in der Regel erweisen sich solche Beziehungen oft als lose und damit als frustrierend. Jedenfalls, wenn sie sich nicht über dieses Stadium hinaus entwickeln, oberflächlich bleiben und nur die Illusion eines tiefergehenden Austauschs vermitteln. Das Problem an solchen Beziehungen: Sie kosten uns die Zeit und Energie, die wir eigentlich bräuchten, um unsere real existierenden Freundschaften zu pflegen.
- **Real existierende Beziehungen:** Sie sind mit Abstand am wichtigsten, sowohl für unsere Stimmung als auch für unser positives Selbstbild. Genau deshalb sollten wir sie sorgfältig hegen und pflegen, auch wenn das manchmal anstrengender ist als das lockere Meet&Greet via Facebook, Twitter und WhatsApp. Je mehr Aufmerksamkeit wir Familienmitgliedern, langjährigen Freunden und auch unseren potenziellen Beziehungen schenken, desto höher klettert das Stimmungsbarometer. Vorausgesetzt natürlich, der Dauerchat mit Onlinefreunden lässt uns genug Muße dafür.

Inzwischen steht ziemlich zweifelsfrei fest, dass Begegnungen, Meinungsaustausch und gemeinsame Unternehmungen im wirklichen Leben wesentlich anregender sind als die

Präsenz in sozialen Netzwerken. So gesehen bieten Sommer und Sommerferien einen idealen Anlass, die Online-Beziehungspflege zumindest temporär ein wenig zu reduzieren zugunsten von Erlebnissen mit greifbaren Freunden aus Fleisch und Blut. Und wo Sie einmal dabei sind, könnten Sie sich auch gleich darum kümmern, dass die eine oder andere potenzielle Freundschaft, siehe oben, sich zu einer echten Beziehung auswächst.

Das Geheimnis der Sportskanonen

Ganz egal ob Golf oder Tennis oder sonst irgendein Sport: Wer darin gut werden will, braucht viele gute Eigenschaften. Zum Beispiel Geschicklichkeit, Disziplin, Wendigkeit, körperliche Fitness – und einen ordentlichen Schuss Optimismus. Je sicherer Sie sich sind, Richtung Gewinnerstraße unterwegs zu sein, desto wahrscheinlicher werden Sie auch genau dort landen. Deshalb filmen manche Golflehrer die besten Schläge ihrer Schüler und zeigen sie ihnen in Endlosschleife: Diese positiven Bilder bringen sie weitaus stärker voran als jede Fehleranalyse.

In diesem Zusammenhang steht auch eine Studie, die Psychologen der Universität Las Vegas an Golfspielern durchführten. Sie konnten belegen, dass optimistische Golfer besser spielen als depressive Golfer. So waren Erstere erstaunlich treffsicher, wenn das Loch durch eine im Rahmen der Untersuchung angelegte optische Täuschung größer schien als üblich. Dieser simple Trick verstärkte ihr Selbstvertrauen und erhöhte damit ihre Zielsicherheit.

Die wundersamen Auswirkungen einer optimistischen Grundhaltung sind zwar bisher nur fürs Golfspiel nachgewiesen, aber sie kommen auch bei jeder anderen Sportart zum Tragen, das wissen Sie bestimmt aus eigener Erfahrung. Und auch für Fußballfans ist das nichts Neues, schließlich kommen siegesgewisse Mannschaften oft am weitesten.

Kurz gesagt: Erfolge ermutigen, motivieren und machen Laune. Was weitere Erfolge nach sich zieht ... und schon ist die schönste Positivdynamik im Gange, stabiles Stimmungshoch inklusive. Und ein gut gelaunter, selbstbewusster Sportler ist immer besser als jeder Kollege oder Konkurrent, der gerade aus irgendwelchen Gründen einen Durchhänger hat.

Schauen Sie sich bei Gelegenheit die Körperhaltung von Golfern oder Tennisspielern einmal genauer an. Sie werden feststellen, dass Sie optimistische von pessimistischen Spielern allein durch ihr Verhalten voneinander unterscheiden können. Optimisten zeigen mehr Körpereinsatz, wirken wendiger und kräftiger. Weniger hoffnungsfrohe Gemüter beißen häufig die Zähne zusammen, wirken verkrampft und sind es auch, wie ihre Anfälligkeit für muskuläre Mikrotraumata beweist.

Für dieses Phänomen gibt es eine neuropsychologische Erklärung: Wer sich bereits als Sieger sieht, kommt in den Genuss einer erhöhten Ausschüttung des Wohlfühlhormons Dopamin. Das wiederum steigert die psychische und physische Fitness.

Wenn Sie also demnächst Ihre Sporttasche packen, vergessen Sie nicht, auch eine ordentliche Portion Optimismus darin zu verstauen, zum Besten Ihrer Leistung – und Ihrer Stimmung. Und falls Sie größeren Ehrgeiz entwickeln, gönnen Sie sich einen Coach oder persönlichen Trainer, der als Lehrmaterial lieber Ihre Erfolge als Ihre Fehler verwendet. Weitere Erfolge garantiert.

❀ Golfoptimismus à la Churchill

» Golf ist ein Spiel, bei dem man einen viel zu kleinen Ball in ein viel zu kleines Loch schlagen muss, und das mit Geräten, die für diesen Zweck denkbar ungeeignet sind.«

Blau und Grün – die Lieblingsfarben der Seele

Klischee, klar, aber trotzdem wahr: Die Natur ist ein hochwirksames Antidepressivum ohne jede Nebenwirkung. So gesehen sind Kuren, Wellnessurlaube, Thalassotherapien und dergleichen als Urlaubsprogramm ideal, denn sie sind in der Regel in eine besonders beruhigende, stimulierende Umgebung eingebettet. Ähnliches gilt auch für Yoga- und Meditationsretreats, Pilgerwege, Klöster und sonstige heilige Orte, die spirituelle Erfahrungen ermöglichen und befördern.

An solchen Orten dominieren oft zwei Farben, die für das persönliche Wohlbefinden unabdingbar, aber erfreulicherweise im Sommer im Überfluss vorhanden sind: das *Blau* von Himmel und Meer und das *Grün* der Vegetation.

Versenken Sie sich in diese Farben, nehmen Sie sie mit jeder Faser Ihres Körpers auf – wann, wenn nicht jetzt, im herrlichsten Sommersonnenschein? Nutzen Sie jede Gelegenheit, aus dem Fenster ins Grüne zu schauen. Im Urlaub werden Sie dazu wahrscheinlich wesentlich häufiger die Gelegenheit haben als danach daheim. Sobald Sie können, gehen Sie raus in die Natur, gehen Sie auf sie ein, gehen Sie in ihr auf. Und genießen Sie all die guten Gefühle, die sich daraus ergeben.

Aber wieso haben Blau und Grün überhaupt so große Wirkung auf Körper und Geist? Fangen wir mit Grün an. Grün ist die Farbe der Vegetation: Gräser, Büsche, Bäume. Und Grün ist auch die Farbe der Geselligkeit. Weshalb diese Farbe uns unwillkürlich in den Genuss eines kleinen biopsychologischen Wunders bringt. Kaum sehen wir grün, spüren wir Bewegungsdrang in uns aufsteigen, Lust auf Treffen mit Freunden und eine größere Kontaktbereitschaft gegenüber Fremden. Die Herzlichkeit unter Wanderern ist dafür ein gutes Beispiel: Man grüßt einander und wechselt freundlich ein paar Worte, bloß weil die Natur dazu inspiriert.

Blau ist die Farbe von Himmel und Gewässern: Meer, Seen, Flüsse. Falls diese natürlichen Blauspender nicht verfügbar sind, bietet auch ein Schwimmbad oder ein Brunnen genug blau, um die Seele in Urlaubsstimmung zu versetzen. Die Wirkung von Wasser als natürlichem Antidepressivum wurde bereits nachgewiesen, und die Forschung gewinnt immer mehr Aufschluss darüber, wie und wieso eine Wasserumgebung uns Wohlgefühle bereitet und unser Selbstwertgefühl stärkt. Das liegt schlicht und ergreifend an der Farbe

Blau. An einem Gewässer kommt das beruhigende Plätschern des Wassers hinzu, und die Krönung ist – falls möglich – der Genuss einer nassen Abkühlung. In diesem Zusammenhang gelang einem deutschen Psychologen der Nachweis, dass Anwohner des Rheins besser gelaunt sind und weniger Stimmungsaufheller konsumieren als Bewohner flussferner Stadtgebiete.

Und wenn weder Flusspanorama noch Strandspaziergänge möglich sind, kann man sich zur Not auch anders behelfen. So sind in Neuseeland einige findige Altenheime dazu übergegangen, die Zimmer der Bewohner zum Trost wenigstens mit Bildern von Meereslandschaften zu dekorieren.

Von neuseeländischen Forschern stammt auch die Erkenntnis, dass Senioren, die auf einer Insel wohnen, gesünder und besser gelaunt sind als gleichaltrige Festlandbewohner. Offenbar hat das magische Blau von Himmel und Meer größeren Einfluss auf Körper und Seele als die diversen Unannehmlichkeiten, die das isolierte Inseldasein mit sich bringt. Und kanadische Wissenschaftler der Universität Vancouver haben kürzlich erst Belege dafür gefunden, dass Blau und Grün in der Altersgruppe der 65- bis 85-Jährigen stimmungsaufhellende Wirkung hat.

Blau-grüne Wohlgefühle

Auf der physischen Ebene:
- Erhöhte Bereitschaft zu körperlichen Aktivitäten
- Stärkung von Körper und Immunsystem

Auf der psychischen Ebene:
- Mental erfrischend, tröstend, verjüngend
- Entspannend, stressreduzierend
- Geistiger Einklang mit geliebten Menschen

Auf der sozialen Ebene:
- Erhöhtes Kommunikations- und Geselligkeitsbedürfnis

Bergfex oder Badenixe?

Die Wahl Ihres Urlaubsorts gibt mehr Aufschluss über Ihre Persönlichkeit, als Sie sich vermutlich vorstellen können. So sind begeisterte Meerurlauber nachweislich extravertierter als Bergfans. Sie zeigen sich bereitwillig und ziehen sogar gern die Aufmerksamkeit auf sich. Introvertierte Menschen hingegen bevorzugen die Bergwelt, denn dort finden sie die Einsamkeit und meditative Ruhe, die ihrem Naturell ohnehin am meisten entspricht. In Gebirgsgegenden sind lärmende Touristenmassen schließlich eindeutig seltener anzutreffen als am Strand. Der ist und bleibt das Reich der Extravertierten.

Und warum sollte es im Urlaub anders zugehen als im täglichen Leben? So gelten Bergbewohner im Vergleich zu Küstenbewohnern generell als schweigsamer und introvertierter. Eine US-amerikanische Studie konnte sogar wissenschaftlich belegen, dass in den Bergen mehr introvertierte Menschen leben als anderswo.

Fazit: Wenn Sie im Urlaub ein Maximum an Wohlgefühlen tanken wollen, sollten Sie sich dafür eine Gegend aussuchen, die Ihren höchstpersönlichen Bedürfnissen am meisten entspricht.

Paarurlaub: Himmel oder Hölle?

Für so manche Beziehung gerät der Urlaub zu einer ziemlich langen Stunde der Wahrheit. Unmöglich, sich weiter hinter beruflichen Verpflichtungen zu verstecken, um gemeinsames Beisammensein und heikle Gesprächsthemen so weit wie möglich zu vermeiden. Dass sie in den Ferien mehr Zeit als sonst miteinander verbringen, ist für solche Paare keine Freude, sondern eher ein Horror, der bis dato totgeschwiegene Kommunikations- und Beziehungsprobleme gnadenlos ans Licht zerren könnte. Ein australischer Familientherapeut hat daher einen Urlaubsvorbereitungskurs für Paare entwickelt. Dabei handelt es sich um die Vermittlung einiger simpler Faustregeln für die erfolgreiche Gestaltung von Paarurlauben. Wer weiß, vielleicht ist ja auch ein heißer Tipp für Sie dabei? Der eine oder andere Rat mag Ihnen vielleicht naiv oder banal vorkommen. Aber picken Sie sich doch trotzdem zumindest einen davon heraus und versuchen Sie im nächsten Sommerurlaub, ihn auch wirklich zu beherzigen. Hier sind die Top drei der Tipps vom Therapeuten:
* *Planen Sie auch Urlaubsaktivitäten, die beiden Spaß machen.* Zwischen Sport, Shopping und Besichtigungen gibt es doch sicher Ferienvergnügungen, an denen sowohl Sie als auch Ihr Partner Interesse haben oder die Sie beide gerne für sich entdecken würden.

- *Bemühen Sie sich aktiv um konfliktfreie Kommunikation.*
  Sie selbst werden am besten wissen, welche Themen
  »harmlos« sind – und welche sofort Sprengkraft entfalten.

- *Wenn Sie der Nähe zum Partner überraschend schöne Momente abgewinnen – sagen Sie das auch.* Die ferienbedingt
  neue körperliche und geistige Intimität kann ein Genuss
  sein. Umso schöner, wenn man im Urlaub merkt, dass er
  auf Gegenseitigkeit beruht.

Diese Faustregeln sollten Sie schon zu Beginn des Sommers
üben, damit sie dann in den Ferien wirklich »sitzen«. Und
mit ein bisschen Kreativität ist es übrigens kein Ding der
Unmöglichkeit, die schönsten gemeinsamen Urlaubserfahrungen in den Alltag hinüberzuretten, um ihm eine kleine
Erfrischungskur zu verpassen.

Ein Sommertag mit Arthur Rimbaud

In blauer Sommernacht werd ich durch Felder gehn,
Hälmchen zertreten auf den kühlen Pfaden
Und träumerisch ein Prickeln spüren an den Zehn.
Ich werde meinen bloßen Kopf im Winde baden.

Aus: Empfindung, 1870

Leiden Sie an Facebocrastination?

Kommunikationswissenschaftler der Gutenberg-Universität Mainz entdeckten 2016 ein neues Zivilisationsübel, fast eine Zivilisations*krankheit*: Die *Facebocrastination*. Dieses zugegebenermaßen schreckliche Wort bezeichnet die allgegenwärtige Neigung, lieber auf Facebookseiten herumzustöbern, als einer nützlicheren Beschäftigung nachzugehen. Falls auch Sie zu den Fans dieser nicht gerade gesundheitsförderlichen Sonderform der Aufschieberitis zählen, sollten Sie die Sommerferien als Chance zur Selbstheilung ansehen.

Ich verspreche Ihnen: Je besser es Ihnen gelingt, den Lockrufen von Facebook und anderen sozialen Netzwerken zu widerstehen, je seltener Sie nach Nachrichten, Posts und Likes schauen, desto mehr kostbare Zeit bleibt Ihnen auf einmal für andere Aktivitäten, die Sie sonst »wohl oder übel« vernachlässigt hätten.

Ausgerechnet unter Studenten ist die *Facebocrastination* besonders weitverbreitet. Sie tauschen lieber mit Freunden in nah und fern Botschaften aus, anstatt zu lernen, obwohl die Folgen für Kreativität und Konzentrationsvermögen fatal sein können. Unversehens wird das Ganze zur schlechten Gewohnheit, die kaum noch abzulegen ist.

Hier die wichtigsten Anzeichen dieser modernen Marotte:

1. Ich geh »kurz« auf Facebook & Co., um den Moment hinauszuschieben, in dem ich dann aber wirklich und wahrhaftig meine Arbeit in Angriff nehme oder mich ernsteren Tätigkeiten widme.

2. Wenn ich auf Facebook & Co. unterwegs bin, finde ich immer eine Info/Nachricht, die so interessant ist, dass ich sie unbedingt gleich lesen/beantworten muss. Und auch wenn sie nicht so interessant ist, lese/beantworte ich sie immer noch lieber, als mich an die Arbeit zu machen.
3. Ich fühle mich mies, weil ich so wahnsinnig viel Zeit verplempert habe.
4. Ich gehe auf Facebook & Co., weil ich mich dann immer gleich besser fühle.

Facebocrastination ist de facto das Resultat der Verknüpfung einer ultramodernen Kommunikationstechnik mit einem seit Menschengedenken bekannten Wesenszug: der Neigung zu extremem Aufschieben, auch als Prokrastination bezeichnet. Wir verschieben eben gerne auf morgen, was uns heute zu anstrengend, unangenehm oder schwierig scheint. Zahllose Schriftsteller und Philosophen litten an dieser Schwäche und thematisierten sie in ihren Werken. Der französische Autor Henri-Frédéric Amiel beschrieb seinen täglichen Kampf und die daraus entstehenden Depressionen sogar in einem wahrhaft monumentalen Tagebuch von über 17 000 Seiten.

Soziale Medien wie Facebook haben dazu geführt, dass »Was du heute kannst besorgen, das verschiebe ruhig auf morgen« quasi salonfähig geworden ist. Schließlich haben wir einen guten Grund, um Arbeit und sonstige Verpflichtungen erst mal wieder aufzuschieben: Es wäre grob unhöflich, Facebook Freunde, WhatsApp-Gefährten und Twitterkameraden auch nur einen Moment länger als nötig auf Antwort warten zu lassen.

Die Folgen der *Facebocrastination* für Studierende sind beachtlich. Die Mainzer Forscher stellten fest: Je öfter ihre Probanden in den sozialen Medien unterwegs waren, desto weiter hinkten sie mit ihrem Lernpensum hinterher – und desto tiefer sank ihre Laune. Diejenigen unter ihnen, die sich während der Sommerferien zu weitgehender Facebook-Abstinenz durchringen konnten, verspürten wundersamerweise steigende Konzentrationsfähigkeit und steigende Stimmung. Sie fühlten sich körperlich fitter und weniger beunruhigt bei der Vorstellung, sie könnten womöglich »wichtige« Posts ihrer virtuellen Freunde verpassen.

Die Welt der sozialen Medien verdankt ihre Anziehungskraft in erster Linie ihrer permanenten Aktualität. Im Netz ist immer was los. Ständig laufen neue Infos auf, die Rührung, Entrüstung oder sonst irgendwelche Emotionen auslösen und auf alle Fälle kommentiert werden wollen. Die analoge Welt ist da wesentlich weniger aufregend, sie ist reizloser und monotoner.

Der zweite Grund für die Sogwirkung der sozialen Medien: Sie bieten sofortige Befriedigung. Wenn Sie sich einloggen, werden Sie umgehend mit einer Menge angenehmer Gefühle belohnt, mit Spaß, Erstaunen, Neugier. Wer hingegen eine Arbeit erledigt oder sich auf eine Prüfung vorbereitet, muss wesentlich länger auf eine Belohnung warten. Das Ganze ist ein Klassiker der Psychologie. Spontan winkende Freuden wirken wesentlich verlockender als solche, die sich erst später einstellen.

Genau dieser Gegensatz zwischen sofortiger Bedürfnisbefriedigung und aufgeschobener Bedürfnisbefriedigung kommt mir oft in die Quere, wenn ich Raucher unter meinen Patienten zum Aufhören überreden will. Denn der Nikotinverzicht führt *sofort* zu Frustrationsgefühlen, wohingegen die gesundheitsschädlichen Folgen des Rauchens scheinbar noch in weiter Ferne sind. Umgekehrt verschafft eine Zigarette Genuss bereits beim ersten Zug – Freude und Stolz über den erfolgreichen Entzug stellen sich erst bedeutend später ein.

Mit willensschwachen Rauchern ist es dasselbe wie mit an *Facebocrastination* erkrankten Studenten: Sie leiden an Schuldgefühlen. Und die machen alles noch ein bisschen schlimmer. Je mehr Vorwürfe sie sich machen, desto stärker wird der Drang, gleich wieder online zu gehen. Die Aufschieberitis verursacht Stress, und der Stress verstärkt die Aufschieberitis. Ein Teufelskreis. Aber man kann ihm durchaus entkommen – und zwar am leichtesten in den Sommerferien. Ein kleiner Ortswechsel, ein paar Tage Sonne, und schon finden sowohl Stimmung als auch Konzentrationsvermögen wieder zu altvertrauten Höhen. Je mehr Aufmerksamkeit Sie den klassischen Sommerfreuden des analogen Lebens widmen, der Natur und körperlicher Bewegung, desto leichter wird es Ihnen fallen, der Anziehungskraft Ihres Smartphones zu widerstehen. Die Faszination der *Facebocrastination* schwindet in dem Maße, in dem Sie Spaß an anderen Aktivitäten (wieder-)finden. Und genau das ist der Trick. Lassen Sie einfach die unzähligen Spaßfaktoren des real existierenden Lebens gegen die diversen Onlinevergnügungen antreten, und Sie werden sehen: Radikale Internetabstinenz kann, muss aber eigentlich gar nicht. Wenn Sie einmal auf dem richtigen Weg sind, löst sich das Problem nämlich von ganz allein.

Die Schönheit der Jahreszeiten
liegt im Auge des Betrachters

Gehören Sie zu den Menschen, die sich eher an frustrierende Sommererlebnisse erinnern als an schöne Momente? Ein so negativ tickendes Gedächtnis ist mitnichten ein unabänderlicher Schicksalsschlag. Denn Sie können ihm beibringen, seinen Speicherplatz bevorzugt mit positiven Erlebnissen und Erfahrungen zu füllen.

**Gérard de Nervals Sommerfragen –
und wie lauten Ihre Antworten?**

» Von all den schönen Dingen,
die wir im Winter so vermissen,
welches ist euch das Liebste?
Für mich sind das die Rosen;
Für mich der Anblick einer grünen Wiese;
Für mich die golden wogenden Getreidefelder;
Für mich der Gesang eines Rotkehlchens;
Und für mich die schönen Schmetterlinge:
Schmetterlinge. Blumen ohne Stängel,
fröhlich umeinanderflatternd (...)«

Gérard de Nerval, *Die Schmetterlinge*

Glücksbegabte Zeitgenossen müssen Wahrnehmung und Gedächtnis gar nicht erst umpolen von negativ auf positiv. Sie weisen einen Wesenszug auf, der in der sogenannten positiven Psychologie als *Appreciation of Beauty and Excellence*

(ABE) bezeichnet wird. Gemeint ist die Fähigkeit, den Dingen des Lebens grundsätzlich eine schöne und besondere Seite abzugewinnen.

Dieses besondere Talent schützt besser vor depressiven Durchhängern als Tabletten und Therapeuten. Besonders segensreiche Auswirkungen auf die Stimmung haben
* natürliche Schönheit
* künstlerische Schönheit
* ethische Schönheit

Menschen mit diesem Wesenszug zeichnen sich nachgewiesenermaßen durch eine positivere Gefühlswelt und stärker ausgeprägte Hoffnungen aus. Sie sind optimistischer und haben mehr Vertrauen in die Zukunft.

Wer diesen rosaroten Blick nicht hat, aber erlernen will, der sollte sich jeden Abend drei kleine Gedächtnisübungen verordnen:
* die bewusste Erinnerung an die schönste Berührung mit der Natur;
* die bewusste Erinnerung an das schönste von Menschenhand geschaffene Objekt des Tages, von Handwerksstück bis Kunstwerk;
* die bewusste Erinnerung an die schönste Geste, das anrührendste menschliche Verhalten.

Nach drei Monaten täglicher Gedächtnisübungen wird sich nicht nur Ihre Stimmung bessern, sondern Ihre gesamte Wahrnehmung wird sich verändern. Je mehr Wertschätzung von Schönheit und Exzellenz, desto besser: 2016 stellte ein deutsch-schweizerisches Psychologenteam fest, dass die

Wirkung der ABE-Übungen sich noch deutlich verstärkt, wenn man die bewusste Erinnerungsarbeit von einem auf drei Erlebnisse pro Kategorie erweitert, also auf neun schöne Dinge pro Tag:

• drei schöne Ereignisse im Umgang mit der Natur;
• drei schöne Ereignisse aus dem zwischenmenschlichen Bereich;
• drei schöne Erlebnisse aller Art.

Die Forschung hat inzwischen sogar Belege dafür gefunden, dass »der rosarote Blick« letztlich mehr positive Auswirkungen auf die Gemütslage hat als eine therapeutische Aufarbeitung der Kindheit. Da liegt es ausgesprochen nahe, sich auf ein einschlägiges Experiment einzulassen und einfach mal jeden Abend ein Viertelstündchen lang an die neun schönsten Erlebnisse des Tages zurückzudenken. Am besten fangen Sie im Sommer damit an, da fällt die Übung am leichtesten. Rufen Sie sich Ihre Erlebnisse ins Gedächtnis. Stellen Sie sie sich noch einmal genau vor und schreiben Sie sie auf. Schon nach einer Woche werden Sie feststellen, dass die Frust-, Stress- und Trübsalsmomente auf wundersame Weise fast völlig aus Ihrem Leben verschwunden sind. Und zwar letztlich völlig unabhängig vom Wetter. Auch wenn's draußen eher unwirtlich ist – in Ihrem Gemüt herrscht eine stabile Hochdrucklage.

Nach einem Monat sind die segensreichen Folgen von ABE für Ihre Stimmung noch deutlicher zu spüren. Und mit dieser Gewissheit im Hinterkopf werden Sie die Anlaufschwierigkeiten der ersten zwei Tage leicht meistern. In dieser Phase fragt man sich noch, wozu diese ganze Schreiberei eigentlich gut sein soll. Doch schon am dritten Tag wird die Neuheit zur Gewohnheit – und Ihr Sommer zu einer Kette schöner Erlebnisse, die Sie Abend für Abend genüsslich Revue passieren lassen können.

Da ... ein Lächeln!

Auf der Straße treffen Sie unvermittelt auf ein Grüppchen Menschen. Könnten Sie auf Anhieb erkennen, ob auch glücklich wirkende Leute dabei sind? Vielleicht der Mann da, der Sie spontan anlächelt? Oder die Frau, die ein freundliches Lächeln andeutet?

Wenn Sie solche kleinen Signale wie selbstverständlich wahrnehmen, ist das ein super Zeichen, Glückwunsch! Es bedeutet nämlich, dass Sie von Natur aus tendenziell ein fröhliches Gemüt haben. Falls Sie hingegen in Ihrer Umgebung kaum je ein Lächeln wahrnehmen, wird es höchste Zeit, den Blick dafür entschlossen zu schulen. Denn das Bewusstsein bestimmt in dem Fall das Sein: Je häufiger man lächelnde Menschen wahrnimmt, desto beindruckender bekommt man die Wirkung auf die eigene Laune und sogar die körperliche Fitness zu spüren.

Erste Belege für diese These lieferte 2016 das Experiment eines niederländisch-britischen Psychologenteams. Im Rahmen einer Vergleichsstudie zeigten sie depressiven und gesunden Probanden Fotoreihen von Menschen mit glücklichem, unglücklichem oder neutralem Gesichtsausdruck. Ergebnis: Die depressiven Probanden identifizierten weniger Gesichter als glücklich, sie taten sich allgemein schwerer mit dieser Aufgabe und benötigten mehr Zeit dafür. Die seelisch gesunde Vergleichsgruppe hingegen hatte mit der Aufgabenstellung keinerlei Probleme.

Nun litten die Teilnehmer dieser Studie allesamt an einer medizinisch diagnostizierten Depression. Ihr Gemütszustand ist nicht vergleichbar mit den Durchhängern, die wir wahrscheinlich alle schon mal durchlebt haben, mal kürzer, mal länger, mal schwächer, mal stärker. Trotzdem lässt sich aus den Studienergebnissen eine interessante Schlussfolgerung ziehen, die sich als extrem hilfreich erweisen könnte, wenn Sie *doch* mal wieder im Stimmungsloch festhängen sollten: Trübselige Mienen, so weit das Auge reicht, kein Lächeln weit und breit? Das ist höchstwahrscheinlich keine objektive Feststellung – sondern schlicht ein Wahrnehmungsfehler. Noch dazu einer, der mit ein bisschen Seh- und Suchtraining relativ leicht korrigierbar ist. Und je mehr freundliche Gesichter Sie im Zuge Ihres Trainings entdecken, desto schneller finden Sie aus dem Stimmungsloch wieder heraus.

Trauen Sie Ihrem Sinn für Humor

Humor ist gut für die Gesundheit, das ist erwiesen. Insofern ist die Verachtung unangebracht, mit der manche Zeitgenossen lustige Filme, Comedians und sonstige Spaßvögel strafen. Vom stillen Grinsen übers Kichern bis hin zum haltlosen Lachkrampf – alles gut! Und zwar nicht nur für die Stimmung, sondern auch für den Körper. Wer

genauer verstehen möchte, wie es zu dieser gesundheitsfördernden Wirkung kommt, sollte sich zunächst mit der
Definition von Humor vertraut machen, die ein italieni-
sches Forscherteam unter Leitung des renommierten Psychologen Saulo Sirigatti als Basis für eine Studie über den
Zusammenhang zwischen Humor und seelischer Ausgeglichenheit verwendete. Das Psychologenquartett definierte
vier verschiedene Humorformen, zwei wohltuende und
zwei schädliche.

Hier die beiden wohltuenden Varianten:

- *Sozialverträglicher und freundschaftlicher Humor:* In diesem Bereich sind Sie automatisch unterwegs, wenn Sie
  einen Witz erzählen und Ihre Entourage damit zum Lachen bringen. Ihre fröhliche Miene in Kombination mit
  Ihren lustigen Geschichten führt dazu, dass die Menschen um Sie herum sich in Ihrer Gegenwart wohlfühlen.
  Typische Beispiele für sozialverträglichen Humor sind
  Anekdoten unter Freunden und lustige Bemerkungen,
  um Small Talk in Schwung zu bringen.
- *Humor als Selbstschutz:* Der humoristisch eingefärbte
  Blick macht das eigene Leben erträglicher. Wer sogar
  unangenehmen Vorkommnissen noch ein Quäntchen
  Heiterkeit abgewinnt, der kann sie besser relativieren
  und wegstecken.

Und hier die beiden schädlichen Humorformen:

- *Aggressiver Humor:* Gemeint sind spöttische und sarkasti-
  sche Bemerkungen, die in der Runde durchaus Lacher erzeugen können, aber immer zu Lasten der Person gehen,
  die da gerade live zur Karikatur reduziert wird.

- *Selbstzerstörerischer Humor:* Menschen, die dazu neigen, machen sich selbst zur Zielscheibe ihres Spotts, um andere zum Lachen zu bringen. Doch diese Versuche laufen letztlich auf Selbsterniedrigung hinaus und erzeugen Mitleid anstatt Gelächter.

Im Gegensatz zu diesen giftigen Formen von Negativhumor ist Positivhumor ein echter Lichtblick für die Seele. Freunde dieser Humorform sind ausgeglichener und aufgeschlossener gegenüber neuen Erfahrungen. Sie haben beruflich mehr Erfolg und ein harmonischeres Privatleben.

Einige Menschen neigen sowohl zu Positiv- als auch Negativhumor. Und trotz aller nachteiligen Folgen von Sarkasmus und Selbstironie bis zur Selbstvernichtung ist diese Mischform fürs Gemüt immer noch besser als komplette Humorlosigkeit.

Die gute Nachricht für alle, die insgeheim an ihrer Humorfähigkeit zweifeln – sie kann durchaus trainiert werden. Falls auch Sie in dem Bereich ein bisschen Fortbildung vertragen könnten, fangen Sie doch mit Ihren Lieben an. Und versuchen Sie einfach, sie zum Lachen zu bringen. Aber geben Sie's nicht gleich wieder auf, bloß weil der Witz blöd rüberkam und den anderen gerade mal ein gequältes Lächeln entlockte. Als Entertainer sind Sie schließlich erst in der Trainingsphase. Wenn Sie weitermachen, werden Sie mit der Zeit ein Gespür für Timing und Pointen entwickeln. Ihre Umgebung wird sich an Ihre neue komische Ader nicht nur gewöhnen, sondern allmählich ihren Spaß daran entdecken. Ergebnis: Mit jeder »Performance« wird der nervenaufreibende Adrenalinausstoß geringer. Dafür klettert die Produktion des Glückshormons Serotonin in immer kühnere Höhen.

❃ Wo ist der Witz? Humorübung für Anfänger

Aphorismen sind eine prima Humorschule. Hier ein paar Beispiele, verfasst vom französischen Rechtsanwalt und Dramatiker Tristan Bernard:

»Versuchen Sie um jeden Preis, zu Reichtum zu gelangen. Selbst wenn Sie dafür alles verkaufen müssen.«
»Kredit bekommen nur die Reichen. Und das ist auch sinnvoll, denn die Armen tun sich mit der Rückzahlung so schwer.«
»Faulenzer sind aufrichtiger als andere Menschen. Sie geben noch nicht einmal vor, einer Beschäftigung nachzugehen.«

Urlaub fürs Gedächtnis

Vergesslichkeit gilt gemeinhin als Manko. Aber Fakt ist: Körper und Gemüt sind besser in Form, wenn das Gedächtnis nicht immer *alles* notiert. Es sollte die eine oder andere Angelegenheit schlicht vergessen *dürfen*, zum Wohle der eigenen Glücksfähigkeit. Wer kann schon den Sommer so richtig genießen, wenn im Kopf permanent Erinnerungen an den jährlichen Winterfrust herumspuken? Die Ferien voll auskosten in dem Bewusstsein, dass sie wie immer unweigerlich zu Ende gehen?

Doch auch ein Gedächtnis mit dem Hang zur Erbsenzählerei kann lernen, zumindest gelegentlich loszulassen. So könnten Sie üben, ihm – und sich – im Urlaub eine gewisse Vergesslichkeit zu erlauben. Zunächst mag es geradezu *unmöglich* scheinen, den Dauergedanken an Job und Erfolgsdruck, an gesundheitliche Probleme und finanzielle Sorgen einfach mal den Stecker rauszuziehen. Doch für dieses Experiment stehen die Chancen nie so gut wie in den Ferien. Einen Versuch ist die Sache allemal wert. Und wahrscheinlich werden Sie dann feststellen, dass Ihre Laune in dem Maße steigt, in dem Ihr Gedächtnis nachlässt.

In meiner Praxis treffe ich häufig auf Menschen, die über ihr schlechtes Gedächtnis klagen und es mithilfe von Brainjogging und dergleichen wieder auf Zack bringen wollen. Eifrig lernen sie Wörterlisten auswendig, schon allein, um ihr Alzheimerrisiko zu verringern – und fallen aus allen Wolken, wenn ich Ihnen daraufhin empfehle, sich doch lieber im Vergessen zu üben, wenn sie sich wirklich etwas Gutes tun wollen. Denn diese Nachsicht dem eigenen Gedächtnis gegenüber hat etwas zutiefst Befreiendes, sie kann regelrecht zum Genuss werden. Mal ganz abgesehen davon, dass Vergessen sowieso viel eher in unserer Natur liegt als Erinnern.

Das ganze Jahr über versuchen wir hartnäckig, alles Mögliche im Kopf zu behalten. Da ist es völlig okay, sich wenigstens im Urlaub im aktiven Vergessen zu üben. Es wird Ihnen helfen, emotional auf Distanz zu unangenehmen oder traumatischen Ereignissen zu gehen. Und auch für Beziehungen ist es segensreich. An harmonischen Paarbeziehungen lässt sich beobachten, dass beide Partner unbewusst dazu neigen, Missstimmung und Streitereien möglichst schnell zu vergessen. Mit dieser Form des selektiven Vergessens schützen sie ihre Beziehung.

Je besser es Ihnen gelingt, vergangene und zukünftige Sorgen in den Ferien aus dem Gedächtnis zu verdrängen, desto mehr werden Sie von der »schönsten Zeit des Jahres« haben. Und lassen Sie sich bloß nicht von der einen oder anderen unerfreulichen Erinnerung demoralisieren, die es aller Bemühungen zum Trotz wieder in Ihr Bewusstsein geschafft hat. Denn das ist ganz normal. Völliges Vergessen gelingt selten, und darum geht es auch gar nicht. Es geht in erster Linie darum, ein bisschen Abstand zwischen sich und sein Sorgengedächtnis zu bringen. Der Versuch mag vielleicht nicht ganz glücken – aber er ist ein erster, wichtiger Schritt.

Sea, Sex and Sun

Im Sommer entwickeln nicht nur die Cover der Hochglanzmagazine eine Vorliebe für viel nackte Haut und Sexappeal. Wir alle haben im Sommer ein ausgeprägteres Körperbewusstsein. Liegt's am strahlenden Sonnenlicht? An erholsamen Urlaubstagen? An weniger Stress und mehr Entspannung? Eines steht jedenfalls fest: Im Sommer erwacht unsere Sinnlichkeit, und wir werden empfänglicher für amouröse und erotische Schwingungen.

Nicht nur zur Sommerszeit: Warum Sex guttut

Er macht optimistisch.

Er schenkt Wohlgefühl.

Er steigert das Selbstwertgefühl.

Er verringert den Pegel der Stresshormone Adrenalin & Co.

Er führt zu einer friedlicheren Koexistenz mit dem eigenen Körper.

Ein Sommer in Algier von Albert Camus

Nein, wirklich, geht nicht hin, wenn ihr ein laues Herz habt, wenn eure Seele ein armes Tier ist! Doch für jene, die die Zerrissenheit des Ja und des Nein kennen, des Mittags und der Mitternacht, des Aufruhrs und der Liebe, für jene endlich, die die Scheiterhaufen vor dem Meer lieben, brennt dort ein Feuer, das sie erwartet.

Albert Camus,
Kleiner Führer durch Städte und Vergangenheit

Warum engagierte Frauen mehr Sex haben

Spiritualität und Engagement aller Art stimulieren die Liebeslust. Und das offenbar in besonderem Maße bei Frauen.

Je ausgeprägter ihre (spirituellen) Werte, desto aufgeschlossener sind sie in Sachen Sex und Erotik. Sie haben eine stärkere Libido, legen größere Leidenschaft an den Tag und sind sexuell aktiver. Auch Frauen, die sich bereits gestorbenen oder noch nicht geborenen Familienmitgliedern verbunden fühlen, sind empfänglicher für erotische Reize. Offenbar hat diese spirituelle Bindung zur Folge, dass sie sich ganz allgemein leichter auf die Gegenwart einlassen – und im Besonderen auf amouröse Beziehungen.

Frauen, die selbstvergessen in einer Tätigkeit aufgehen, reagieren ebenfalls bereitwilliger auf sexuelle Impulse. Wenn sie sich verlieben, lassen sie ihren Gefühlen anscheinend nicht selten bis zur völligen Orientierungslosigkeit freien Lauf.

Eine portugiesische Studie hat kürzlich erstmals Belege für diese stimulierende Wirkung von Engagement und Spiritualität auf das Liebesleben gefunden. Den Probandinnen wurde ein Filmausschnitt vorgeführt, genauer gesagt: eine 14-minütige Liebeszene am Strand. Anschließend wurde die dadurch ausgelöste sexuelle Erregung ermittelt. Ergebnis: Die Frauen mit dem stärksten spirituellen Engagement und der größten Gegenwartsverhaftung empfanden die stärkste Erregung. Für alle, die sich vom Urlaub erotische Aventüren erhoffen, hat diese Studie überraschende Konsequenzen: Mit Engagement, Spiritualität und Achtsamkeit bringt man es womöglich bedeutend weiter als mit Sommer-Chic und Strandfigur.

Abschied vom Urlaub in sechsmal dreißig Minuten

Sie wollen ein Maximum an Urlaubsfeeling in den Arbeitsalltag hinüberretten? Kein Problem. Stehen Sie einfach in den letzten drei Ferientagen jeweils eine halbe Stunde früher auf. Jeder weiß, dass regelmäßiger, ausreichender Schlaf beruhigend und vitalisierend wirkt. Wobei es völlig okay ist, im Urlaub abends über die Stränge zu schlagen und am nächsten Tag bis in die Puppen zu schlafen. Doch ins Alltagsleben übernommen, schadet dieser verschobene Rhythmus sowohl der Stimmung als auch der Konzentrationsfähigkeit. Wer auch nach den Ferien noch urlaubsmäßig spät ins Bett geht, wird dafür abends mit gesteigerter Unruhe und Ängstlichkeit gestraft. Und ist obendrein deutlich stärker Aufschieberitis-gefährdet, denn umständehalber ist es ziemlich verlockend, anstehende Aufgaben auf den nächsten Tag zu verlegen.

Zwei Forscherinnen am Yaffo-College, Israel, haben übrigens festgestellt, dass diese Prokrastination wiederum zu Schlafstörungen führt. Dabei zeigte sich, dass sogenannte Lerchentypen, die früher schlafen gehen und früher aufstehen als sogenannte Eulentypen oder als Normaltypen, weniger zum Aufschieben und weniger zu Schlafstörungen neigen, zudem nicht so viel grübeln und besser gelaunt sind. Außerhalb der Ferien spricht also reichlich wenig für lange Nächte, im Gegenteil: Kaum ist der Spaß vorbei, folgen Gewissensbisse, Schuldgefühle und Selbstvorwürfe.

Da ist es das Beste, die letzten drei Ferientage der Neu-einstellung des Schlafrhythmus zu widmen. Sechsmal drei-ßig Minuten reichen schon aus, um vom Ferienmodus in den Alltagsmodus zurückzuschalten. Gehen Sie einfach die drei letzten Abende jeweils dreißig Minuten früher schla-fen – und stehen Sie dafür die letzten drei Morgen dreißig Minuten früher auf.

Echte Faulenzer

»Echte Faulenzer stehen morgens schon um sechs Uhr auf, um mehr Zeit zum Nichtstun zu haben.«

Tristan Bernard

Gut gelaunt durch den Sommer: der perfekte Tagesplan

Morgens

- Machen Sie sich gleich nach dem Aufstehen an eine kleine Übung in Sachen positive Wahrnehmung und schärfen Sie Ihren Blick für die schönen Dinge in Ihrer Umgebung.
- Apropos »schöne Dinge«: Vergessen Sie dabei nicht das Blau von Himmel und Wasser und das Grün der Natur.
- Packen Sie sich für den morgendlichen Feriensport auch eine Portion Optimismus ein, denn der wird Sie und Ihre Leistung beflügeln.
- Für Sportmuffel: Verordnen Sie sich trotzdem ein halbes Stündchen Bewegung. Sie muss und soll ja nicht in Anstrengung ausarten.
- Für Urlauber: Stehen Sie die letzten drei Tage jeweils dreißig Minuten früher auf.

Mittags
- Entscheiden Sie sich lieber für einen Salat als für Burger und Pommes.
- Trinken Sie Eistee anstatt Zuckerbrausen.

Nachmittags
- Erklären Sie die Nachmittagsstunden zur sorgenfreien Zone und üben Sie sich darin, aufkommende Grübeleien über Vergangenheit und Zukunft für zwei Stunden ganz bewusst zu verdrängen.
- Wagen Sie ein kleines Abenteuer, ohne sich zu fragen, ob Sie nicht eigentlich zu alt dafür sind. Wenn Sie Ihr Alter niemandem verraten, wird garantiert niemand außer Ihnen auf diesen Gedanken kommen.

Abends
- Gehen Sie offline, um Ihr *Facebocrastinations*-Risiko zu minimieren.
- Organisieren Sie einen Grillabend mit Nachbarn oder Freunden.
- Hören Sie vor dem Einschlafen Musik Ihrer Wahl, die Sie entspannt und schöne Erinnerungen in Ihnen zum Klingen bringt.

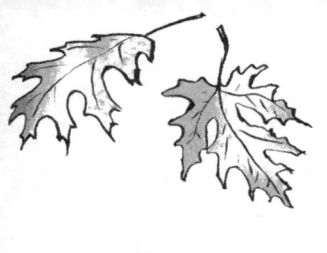

Gut gelaunt durch den Herbst

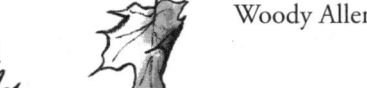

»Solange du noch nicht an einem
dieser verregneten Pariser Nachmittage
geküsst wurdest, bist du noch nie richtig
geküsst worden.«

Woody Allen

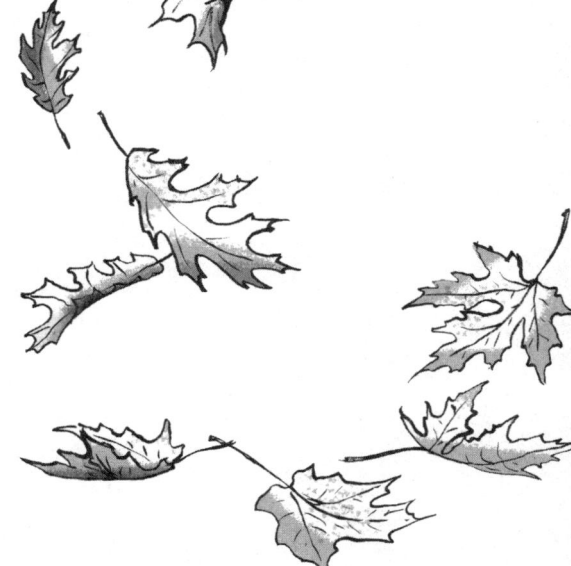

Die Überschrift dieses Kapitels könnte als Provokation an-
kommen. Gute Laune? Im Herbst? Wie soll das denn überhaupt möglich sein, bitte schön? Das Wetter befindet sich
im Sturzflug von Sommerhöhen zu Wintertiefen. Nach Ferienende tritt unweigerlich wieder der Alltags-Ernstfall ein,
inklusive aller dazugehörigen Sorgen und Stressmacher, die
manchmal in der Zwischenzeit sogar noch gewachsen sind.

Obendrein treiben diese ganzen typischen »Na wie
war's?«-Fragen die Stimmung noch weiter in den Keller.
»Na, wie war's im Urlaub?« »Hattet ihr schöne Ferien?«
»Hast du dich auch gut erholt?« »Wieder alles vollgetankt
und bereit zum Durchstarten?« Und wehe, wenn nicht.

Frohgemut den Herbst begrüßen ist unter solchen Bedingungen zugegebenermaßen nicht einfach. Trotzdem
gehe ich mit Ihnen jede Wette ein, dass *Ihre* nächste Herbst-
saison eine erstaunliche Fülle positiver Erlebnisse mit sich
bringen wird. Und jede Menge gute Laune.

Herbstkur für den Körper

Sardinen und Magnesium

Magnesium ist im Herbst *der* Geheimtipp in Sachen körperliche Fitness. Es fördert die Produktion von Wohlfühlhormonen und drosselt dank seiner beruhigenden Wirkung auf die sogenannte Stressachse zwischen Gehirn und Nebennieren die Produktion des Stresshormons Adrenalin. Und Magnesium kann noch mehr. Es bremst nicht nur den Adrenalinausstoß, sondern auch entzündliche Prozesse im Körper, insbesondere im Gehirn.

Dummerweise kann ein Standard-Blutbild kaum Aufschluss darüber geben, ob ein Patient möglicherweise an Magnesiummangel leidet. Entsprechende Tests sind teuer und nicht sehr aussagekräftig. Da ist es das Einfachste, regelmäßig magnesiumhaltige Nahrungsmittel zu sich zu nehmen. Das Mineral mit der magischen Wirkung auf Körper und Stimmung ist in vielen Lebensmitteln enthalten, die im Herbst täglich auf Ihrem Speiseplan stehen sollten:

- Ölsardinen (460 mg/100 g)
- Paranüsse (360 mg/100 g)

- Cashewnüsse (240 mg/100 g)
- Mandeln (230 mg/100 g)
- Bitterschokolade (200 mg/100 g)
- Erdnüsse (160 mg/100 g)
- Weizenkeime (250 mg/100 g)

In Finnland fand von 1984 bis 1989 eine Langzeitstudie statt, im Rahmen derer die Ernährungsgewohnheiten von Männern der Altersgruppe zwischen 40 und 60 untersucht wurden. Es stellte sich heraus, dass es unter den Studienteilnehmern, die in dieser Zeit täglich 500 mg Magnesium zu sich nahmen, nur halb so oft zu depressiven Verstimmungen kam wie in der Vergleichsgruppe. Das Mineral hielt die Stressachse davon ab, in großem Stil Adrenalin zu produzieren. Darüber hinaus wiesen die magnesiumbewussten Probanden eine ruhigere Herzfrequenz und elastischere Gefäße auf und waren weniger stressanfällig.

Magnesium hat auch auf die Neuronen segensreiche Wirkung: Es steigert den sogenannten Nervenwachstumsfaktor der Gehirnzellen, der es ihnen ermöglicht, sich zu regenerieren und neue Verbindungen untereinander herzustellen. Und zu guter Letzt ist das Mineral auch ein waschechtes Antidepressivum, denn durch die Stimulierung der entsprechenden Rezeptoren steigert es den Serotoninspiegel im Gehirn.

Alles in allem sind das eine Menge Gründe, um zukünftig ein bisschen mehr auf ausreichende Magnesiumzufuhr zu achten, der Gesundheit und der Stimmung zuliebe. Und wissen Sie, was das Beste daran ist: Das Ende der Sommerferien wird dann nicht mehr nach Frust schmecken, sondern nach Mandeln und Bitterschokolade.

Die kleinen grauen Zellen und die Weiße Substanz

Die Nervenzellen des Körpers bezeichnet man als Neuronen. Ihre Kerne, die Zellkörper, bilden Botenstoffe sowie tentakelartige Fortsätze, die Axone. Durch Botenstoffe und Axone können die Neuronen miteinander kommunizieren. Auf dieser Basis beruht die Rolle des Gehirns als Schaltzentrale des Körpers.

Hier ein stark vereinfachtes Beispiel: Wenn wir den Arm bewegen, lösen die für die Motorik zuständigen Neuronen einen Impuls aus, der wie über ein Verbindungskabel bis in die Armmuskulatur weitergeleitet wird. Diese sogenannte Erregungsleitung wird von Axonen gebildet, die ihrerseits von einer fetthaltigen Biomembran umhüllt sind, dem Myelin. Diese Biomembran schützt die Axone und sichert ihre Funktion. Da Myelin unter dem Makroskop weiß erscheint, spricht man von »Weißer Substanz«. Als »Graue Substanz« hingegen werden die Zell*körper* im Gehirn bezeichnet.

Schon Agatha Christie war der Unterschied zwischen den beiden Substanzen offenbar glasklar: Ihr berühmter Detektiv Hercule Poirot sprach stets stolz von seinen »kleinen grauen Zellen«, auf die er sich verließ, um seine Fälle zu lösen. Und tatsächlich bildet die an der Gehirnoberfläche gelegene Schicht Grauer Substanz, der Cortex, das Fundament für Denkprozesse und zielgerichtetes Handeln. Doch ohne die Weiße Substanz, die die entsprechenden Botschaften in den Körper weiterleitet, würden die »kleinen grauen Zellen« ziemlich alt aussehen.

Leinöl, Omega-3-Säuren und Neuronenfitness

Omega-3-Fettsäuren sind gut fürs Gehirn und die Stimmung, denn sie haben positive Auswirkungen auf das Myelin, das die Nervenfasern umgibt. Diese Weiße Substanz wiederum besteht überwiegend aus komplexen Molekülen, wie sie auch im Fett von Sardellen, Sardinen und Makrelen zu finden sind.

Würde die schützende Myelinhülle nicht regelmäßig durch die wichtigen Omega-3-Fettsäuren gestärkt, könnten Gehirn und Zellkerne zwar trotzdem weiterarbeiten – doch ihre »Schaltbefehle« würden nur noch unzureichend oder gar nicht mehr weitergeleitet. Da trifft es sich gut, dass die Myelinhülle durch einen täglichen Schuss Omega 3 gekräftigt werden kann.

Die Wissenschaft findet zunehmend Belege dafür, dass Depressionen offenbar auch auf einen Mangel an Omega-3-Fettsäuren zurückzuführen sind. Werden Erkrankte auf eine fettsäurenreiche Kost gesetzt, fühlen sie sich besser, je mehr ihre Weiße Substanz sich regeneriert. Ein Wunder, das sich mithilfe der Magnetresonanztomografie sogar dokumentieren lässt. Sechs Wochen nach Beginn der Nahrungsumstellung weist die Myelinschicht sichtbare Veränderungen auf. Und die Stimmung der Probanden eine spürbare Verbesserung. Fazit: Für unser Wohlergehen sind Omega-3-Säuren von größter Bedeutung.

Die wichtigsten Säuren dieser Familie sind Docosahexaensäure (DHA) und Eicosapentaensäure (EPA). Eine weitere wichtige Omega-3-Fettsäure ist die Alpha-Linolensäure (ALA), die vom Körper zu einem Teil in DHA und EPA umgewandelt werden kann. Viel ALA ist beispielsweise in Leinöl, Walnüssen, Rapsöl und Chiasamen enthalten.

Die Omega-3-Fettsäure EPA dient als Ausgangsstoff für DHA und transportiert sie via Stoffwechsel ins Gehirn, wo die DHA dann ihr segensreiches Werk an der Weißen Substanz vollbringen kann.

Reich an EPA und DHA sind insbesondere Fische, weshalb auch Fischmahlzeiten regelmäßig auf dem Speiseplan stehen sollten. Der Hit in Sachen Omega-3-Versorgung sind kleine fettreiche Meeresfische wie Sardellen, Sardinen, Heringe und Makrelen. Lachs und andere größere Fischarten sind zwar ebenfalls reich an Omega-3-Säuren, aber oft mit Quecksilber und anderen Schadstoffen belastet.

Auch die Zubereitung spielt eine Rolle: gegrillt, gedämpft, im Ofen gegart oder gekocht werden die kostbaren Säuren besser erhalten als beispielsweise beim Frittieren.

Sie müssen Ihre Ernährung vermutlich gar nicht groß ändern, um die schützende Myelinschicht Ihrer kostbaren Nervenbahnen zu stärken. Wöchentlich eine Fischmahlzeit und ein paar Portionen Salat mit Leinöl oder Walnussöl – und schon bekommt Ihr Gehirn so viel Omega 3 ab, dass es sich gegen Stressauslöser aller Art besser wehren kann. Nichts einfacher als das, oder?

Je älter Sie werden, desto mehr sollten Sie allerdings auf Ihre Omega-3-Versorgung achten. Jenseits der fünfzig spielen diese essenziellen Fettsäuren eine immer wichtigere Rolle für die Funktionsfähigkeit des Gedächtnisses. Außerdem deuten Forschungsergebnisse darauf hin, dass sie auch vor Demenzerkrankungen wie etwa Alzheimer schützen könnten.

Angesichts des herannahenden Winters tun Sie im Herbst also gut daran, sich eher um die Pflege Ihrer Weißen Substanz zu kümmern als um die Pflege Ihrer Urlaubsbräune. Denn die verschwindet so oder so gleich nach den Ferien.

Pierre Dac und die Graue Substanz

» Wenn die kleinen grauen Zellen rosa wären, hätten die Menschen keine schwarzen Gedanken. «

Essen für die Libido

Leiden Sie am Herbstzeitblues? Begeben sich Enthusiasmus, Laune und Lust bei Ihnen ab September auf Talfahrt? Dann probieren Sie doch einen Tipp von Wissenschaftlern der Universität von Austin, Texas, aus. Die haben herausgefunden, wie sich die Lebensgeister leicht wieder hervorkitzeln lassen: durch ein kulinarisches Abenteuer. Versuchen Sie also einfach mal ein neues Restaurant, oder essen Sie etwas, das Sie noch nie zuvor gekostet haben.

Das amerikanisch-türkische Forscherteam entdeckte 2014 einen erstaunlichen Zusammenhang zwischen gestörter Libido und Nahrungsmittel-Neophobie. Von dieser Angst betroffene Menschen leiden an starkem Widerwillen gegenüber Nahrungsmitteln, die sie nicht kennen.

Schon im Frühlings-Kapitel haben Sie erfahren, dass neophile Menschen glücklicher sind als neophobe. Und jetzt werden Sie sehen, dass die Aufgeschlossenheit gegenüber allem Neuen auch die Libido beflügelt. Wobei die Neophobie die Menschheit lange Zeit vor vielen Übeln beschützte. So hat sie unsere Ahnen – in der Regel erfolgreich – davon abgehalten, giftige Pflanzen und Tiere auf den Teller zu bringen. Das Übel nahm eigentlich schon mit Adam und Eva seinen Lauf. Die beiden wollten es ja damals unbedingt wissen und bissen in diesen Apfel, obwohl Gott eine klare Verzehrwarnung ausgesprochen hatte. Mit den sattsam bekannten Konsequenzen. Die beiden wurden hochkant aus dem Paradies geworfen, Adam musste fürderhin sein Brot im Schweiße seines Angesichts verdienen, und Eva ihre Kinder unter Schmerzen gebären. Tja.

Neophobie ist nicht nur unter Menschen, sondern auch im Tierreich zu finden. So reagieren Ratten auf unbekannte Speisen noch misstrauischer als wir. Sie probieren zunächst ein winziges Stückchen und warten ab, wie ihr Körper darauf reagiert. Erst wenn feststeht, dass die Speise harmlos ist, fressen sie mehr davon.

Unter uns Menschen macht sich Nahrungsmittel-Neophobie gegenüber Produkten tierischer Herkunft deutlich heftiger bemerkbar. Wer an dieser Angst leidet, tut sich mit einem Stück Fleisch unbekannter Herkunft wesentlich schwerer als mit einem unbekannten Gemüse.

Das texanische Forscherteam konnte in diesem Zusammenhang Belege dafür finden, dass sich aus dem Widerwillen gegen unbekanntes Essen auch Rückschlüsse auf das Sexualverhalten ziehen lassen. Je weniger man bereit ist, neues Essen zu probieren, desto weniger ist man generell offen für neue Erfahrungen. Einschließlich neuer sexueller Erfahrungen. Im Extremfall bedeutet das: Wer immer mehr oder weniger dasselbe isst, läuft Gefahr, Widerwillen und Hemmungen gegenüber allem Sexuellen zu entwickeln.

Dieser Zusammenhang tritt bei Männern besonders deutlich zutage. Wenn also eine Frau die Libido ihres Partners ankurbeln will, könnte sie ihren Partner zum einen oder anderen kulinarischen Abenteuer bewegen. Hat er durch solche Ausflüge ins Reich der Küche erst mal (wieder) seinen Abenteuergeist entdeckt, wird auch die Lust auf Entdeckungen im Reich der Sinne nicht auf sich warten lassen.

Bei den Frauen ist die Relation zwischen Nahrungsmittel-Neophobie und sexuellem Widerwillen weniger stark ausgeprägt. Trotzdem darf als Erfahrungswert gelten, dass die Einladung einer Frau zu exotischen Speisen in einem ihr unbekannten Restaurant durchaus libidostimulierende Wirkung zeitigt.

Für das männliche Geschlecht gilt: Je probierfreudiger ein Mann, je abwechslungsreicher seine Ernährung, desto größer seine Verführungskraft. Und desto größer sein Verlangen nach extremen Emotionen, neuen Partnern und neuen Erfahrungen. Gut zu wissen.

Reis ist out, Algen und japanische Pilze sind in

2015 nahmen in Japan 200 Beschäftigte an einer Studie über mögliche Zusammenhänge zwischen Stimmung und Ernährung teil. Ergebnis: Die überwiegend heiteren Probanden ernährten sich anders als die eher depressiven. Damit erweist sich einmal mehr, dass unterschiedliche Nahrungsmittel unterschiedliche Folgen für den Launepegel haben. Die frohgemuten Japaner aßen häufig:

- Einheimische Pilze
- Algen
- Sojaprodukte (Sojasoße, Sojamilch etc.)
- Kartoffeln
- Obst.

Reis hingegen nahmen sie nur äußerst selten zu sich.

Dieses Forschungsergebnis bestätigt ein Fazit anderer japanischer Studien, die allesamt zu dem Schluss kamen, dass Algen, japanische Pilze und Soja natürliche Antidepressiva sind. Denn diese drei Nahrungsmittel sind reich an Folsäure, Magnesium und Zink, die wiederum die Produktion von Wohlfühlhormonen ankurbeln.

Wenn Sie japanisch essen gehen, wissen Sie also in Zukunft, wie Sie sich ganz einfach ein Glück bringendes Essen zusammenstellen können. Und Sie könnten auch Ihren täglichen Speiseplan um einige japanische Produkte bereichern wie Miso, Sake, Sojasoße, Wasabi, Reis und für besonders Mutige ein paar Shiitake-Pilze. Diese sind mit Vorsicht zu genießen, da sie in seltenen Fällen zu Hautausschlag führen können.

Können Sie kauen?

Wenn wir genug gegessen haben, signalisiert uns der Körper, dass er satt ist. Dieses Sättigungsgefühl hängt allerdings nicht nur von der aufgenommenen Kalorienmenge ab – sondern auch von der Zeit, die wir dem Kauvorgang widmen. Ausreichend langes, gründliches Kauen hilft Magen und Darm, die aufgenommene Nahrung weiterzuverarbeiten. Wer eine fettreiche, zuckrige Speise im null Komma nichts verschlingt, wird sich nicht satt fühlen, sobald der Teller leer ist. Und schon tritt der *Junkfood-Effekt* ein, sprich: die Lust auf mehr.

Gründliches Kauen ist kein Verhalten, das uns angeboren ist und reflexhaft ausgeführt wird. Wenn wir Hunger haben, wollen wir nichts anderes, als uns möglichst schnell und möglichst effizient den Bauch vollzuschlagen. Versuchen Sie trotzdem so oft wie möglich, diesem Drang zu widerstehen. Ihre Figur und auch Ihre Stimmung werden es Ihnen zu danken wissen. Denn bei den Mahlzeiten werden Sie schneller satt werden. Und wenn der Magen Befriedigung meldet, meldet das Gemüt Glücksgefühle.

Da dieser Mechanismus seit Längerem bekannt ist, gibt es inzwischen zahllose Anleitungen für »achtsames Kauen«, eine raffinierter als die andere. Das ist nicht weiter erstaunlich. Da sich immer deutlicher herauskristallisiert, welche Rolle die Ernährung als Schutz vor Durchhängern und

Depressivität darstellt, beschäftigen sich einschlägig bewanderte Experten zwangsläufig auch mit dem Geschehen im Mund. Hier eine kleine Auswahl der sinnvollsten Kau-Anleitungen. Sie haben die Wahl:

• Kauen Sie die ersten fünf bis zehn Bissen jeder Mahlzeit jeweils zehnmal.

• Machen Sie während der ersten fünf bis zehn Bissen jeder Mahlzeit jeweils zehn Sekunden Pause.

• Essen Sie zu Beginn der Mahlzeit oder als Vorspeise bevorzugt etwas Ballaststoffreiches, das ohnehin intensiv gekaut werden muss, wie etwa eine Scheibe Vollkornbrot.

• Unterteilen Sie Ihre Mahlzeit in zehn Portionen und kauen Sie jede jeweils vierzigmal (hier handelt es sich um einen Rat für besonders leidenschaftliche Kauer).

• Spezialtipp für Pizzafans: Kauen Sie jedes Stück zehn- bis vierzigmal. (Dafür braucht es zugegebenermaßen eine gewisse Ausdauer. Ich persönlich habe diese Methode bisher weder ausprobiert noch weiterempfohlen.)

Unterm Strich haben die diversen Kautechniken alle mehr oder weniger denselben Effekt – sie verbrauchen Zeit. Und je länger Sie fürs Essen brauchen, desto weniger Kalorien müssen Sie zu sich nehmen, bis das Sättigungsgefühl eintritt. Der Blutzuckerspiegel steigt weniger abrupt an, und auch der Insulinspiegel klettert langsamer als beim unkontrollierten Schnellschlingen. Deshalb steht die aufgenommene Energie dem Organismus länger zur Verfügung. Was wiederum dazu führt, dass es länger dauert, bis sich wieder Hungergefühle einstellen.

Apropos: Gründliches und ausdauerndes Kauen senkt

auch den Spiegel des Hormons Ghrelin, das im Darm gebildet wird und die Hungergefühle überhaupt erst auslöst.

Ich liebe den Herbst; seine Traurigkeit stimmt gut zu Erinnerungen. Wenn die Bäume entlaubt sind, wenn der Abendhimmel noch in den tiefroten Farben glüht, die einen goldigen Schein über das Heu werfen, dann sieht man mit Entzücken alles verlöschen, was jüngst noch im Herzen brannte.

Gustave Flaubert, November

Aufforderung zum achtsamen Tanz

Im Laufe der Lektüre dieses Buches haben vermutlich selbst Couch-Potatoes eingesehen, dass ausreichend körperliche Bewegung zu jeder Jahreszeit unbestreitbar ein Segen ist, und zwar sowohl für den Körper als auch für die Stimmung. Für den Herbst schlage ich Ihnen nun zur Abwechslung eine ganz andere Bewegungsform vor: achtsames Tanzen. Es wird Ihnen Ihren eigenen Körper wieder in Erinnerung bringen und Sie ganz nebenbei noch lange nach dem Wiedereinzug in den Alltag auf das Angenehmste in Urlaubsstimmung zurückversetzen.

Mit Kunst und Können hat diese Tanzform nichts zu tun. Es geht ausschließlich ums Wohlgefühl. Und dafür brauchen Sie weder Tanzlehrer noch Tanzerfahrung, sondern einzig und allein ausreichend Elan, um sich auf für Sie angenehme Weise zu einer wie auch immer gearteten Musik zu bewegen. Lassen Sie sich treiben und achten Sie einzig und allein darauf, zu welchen Bewegungen die Klänge Ihren Körper inspirieren. Wenn Sie für dieses Experiment einen Partner finden – umso besser. So können Sie Ihre Achtsamkeit auf *zwei* Tanzende ausdehnen.

Zu der Übung sollten Sie quasi als Achtsamkeits-Warm-up einige Minuten lang ganz ruhig und bewusst ein- und ausatmen. Damit der anschließende Tanz zum Genuss wird, gilt es, zunächst die eigene Schüchternheit zu überwinden. Viele Menschen halten sich für schlechte Tänzer, für plump, ungeschickt, die reinste Lachnummer.

Aber zum Glück sind beim achtsamen Tanzen weder abgezirkelte Tanzschritte noch komplizierte Tango- oder Rock'n'Roll-Figuren gefragt. Es geht auch nicht um Leistung und Bewertung, um Lob und Kritik von Ihnen oder anwesenden Mittanzenden. Sondern einzig und allein um die Emotionen, die der Tanz hervorruft. Damit die möglichst reich strömen, sollten Sie eine Musik wählen, die Sie besonders inspiriert. Aber Achtung: Übermäßiger Ehrgeiz ist zunächst nicht angesagt. Die berühmten Walzer von Johann Strauss und schnelle Rockmusik haben auf Debütanten eher abschreckende Wirkung. Also warum damit anfangen, wo es zunächst nur um einen ersten Schritt geht. Als Klassikfan schlage ich Ihnen zur Überwindung dieser Hürde ein langsames, leicht melancholisches Klavierstück vor, das auch für Meditation und Selbstwahrnehmungsübungen geeignet wäre, etwa die *Pavane für eine verstorbene Prinzessin* von Maurice Ravel. Falls diese Musik Ihnen nicht gefällt und Sie auch sonst nichts Geeignetes finden, können Sie auch ganz ohne musikalische Begleitung tanzen und einfach Ihrer Atmung zuhören.

Die stimmungshebende Wirkung des achtsamen Tanzens wurde inzwischen wissenschaftlich belegt. Sie tritt im Schnitt nach zwei bis drei Übungseinheiten von jeweils fünfzehn bis dreißig Minuten ein. Der Effekt ist noch ausgeprägter bei allen, die regelmäßig tanzen. Sie gewinnen damit ein wenig Abstand zu ihren täglichen Sorgen und fördern die Harmonie zwischen Körper und Geist. Während der eine tanzt, darf der andere sich entspannen.

Genau wie die Zeichenübungen, die ich Ihnen für den Winter empfohlen habe, ermöglicht Ihnen auch das achtsame Tanzen einen neuen Zugang zu Ihrem Körper und dem Ihres Partners/Ihrer Partnerin. Schauen Sie ihm dabei zu, wie er den Rhythmus einer ruhigen Musik aufnimmt. Sind die ersten Anlaufschwierigkeiten erst mal überwunden, können Sie sich auch an anspruchsvolleren Rhythmen versuchen, etwa an einem Tango. Wie sagte Sacha Guitry in seinem Film »Mein Vater hatte recht« doch so schön: »Ich frage mich, warum Tango eigentlich aufrecht stehend ausgeführt wird.«

Ein topaktueller Tipp aus dem 16. Jahrhundert

Sie brüten über einem komplizierten Problem und kommen einfach nicht weiter? Gönnen Sie sich einfach ein bisschen Bewegung! Denn die fördert Kreativität und Einfallsreichtum. Das wusste schon Michel de Montaigne, einer der berühmtesten Philosophen des 16. Jahrhunderts. Er arbeitete an einem eigens für ihn gezimmerten Stehpult und lief den lieben langen Tag kreuz und quer durch seine Bibliothek. Sobald er

das Gefühl hatte, sein Geist benötige eine kleine Auffrischung, lud er Tisch und Schreibzeug auf einen Esel
oder ein Pferd und machte sich auf den Weg nach Italien. Zugegebenermaßen ein recht extremes Bewegungsprogramm – aber Sie können Ihrem Geist durchaus auch mit kleineren Aktionen zu neuem Elan
verhelfen.

Was der Geruchssinn
mit der Laune zu tun hat

Innerhalb des Gehirns liegen die Verwaltungszonen für
Stimmung und Geruchssinn sehr nah beieinander. Der
Weg eines Geruchs ins Gehirn beginnt mit der Stimulierung der Nase. Der empfangene Reiz wird zum Riechkolben weitergeleitet, einem Bereich im ältesten Teil des Gehirns, dem Hirnstamm oder Reptilienhirn. Der Riechkolben
fungiert als Schaltstelle zwischen den ankommenden Rei-
zen und den Zonen des Gehirns, die für ihre weitere Verarbeitung zuständig sind. Und obendrein spielt er tatsächlich
eine Schlüsselrolle für unseren Stimmungspegel. Wenn man
ihn bei einem Tier blockiert, verfällt es umgehend in Trübsinn und Apathie.

Beim Menschen ist der Funktionsgrad des Geruchssinns
ein Indiz für seine Stimmungslage. In Frustphasen sind wir
unempfänglich für angenehme Gefühle – und auch für angenehme Gerüche. Denn auf dem weiteren Weg vom Riechkolben werden die Geruchsreize in Richtung der Gehirnre-
gionen weitergeleitet, die für die Emotionen zuständig sind:

Mandelkern (Amygdala) und Hippocampus. Wenn Letzterer in Form ist, kann er Gerüche und Empfindungen sofort als angenehm identifizieren. Sind Aktivität und Größe des Hippocampus hingegen aufgrund von Depressionen verringert, ist auch eine Verschlechterung des Geruchssinns die Folge.

Die gute Nachricht: Mit ein bisschen Nasentraining können Sie gleichzeitig Ihren Geruchssinn und Ihre Laune in Schwung bringen.

- **Übung 1: Schnupperkurs in Sachen schwache Düfte**
  Je besser Sie auch schwache Gerüche wahrnehmen, desto leichter verspüren Sie positive Emotionen wie Freude oder Heiterkeit. Die Wahrnehmungsfähigkeit Ihrer Nase können Sie leicht testen, etwa an einem Tropfen Parfum irgendwo im Raum oder an einer Blume, der Sie sich langsam nähern und beobachten, in welcher Entfernung sich die ersten Duftmoleküle in Ihrer Nase melden. Üben Sie sich darin, auch schwache Geruchsreize in Ihrer Umgebung bewusst wahrzunehmen. Ein herbstlicher Waldspaziergang ist das perfekte Trainingsgelände. Laub, Moos, feuchte Gräser – es gibt vieles zu erschnuppern, das Sie ohne die bewusste Konzentration darauf vermutlich gar nicht wahrgenommen hätten.

- **Übung 2: Lernen Sie, Gerüche zu identifizieren**
  Die Wahrnehmung der Gerüche um uns herum ist nur ein erster Schritt. Anschließend gilt es, sie zu identifizieren und voneinander zu unterscheiden. Das lässt sich prima an einem frisch gekochten Gericht, einem Blumen-

strauß oder einem komplexen Parfum trainieren: Welche einzelnen Gerüche können Sie erkennen? Wie würden Sie sie beschreiben? Wenn Sie erst mal den Duft-Detektiv in sich entdeckt haben, werden Sie auch Ihre eigenen Emotionen besser wahrnehmen und verarbeiten können.

- **Übung 3: Arbeiten Sie an Ihrem Geruchsgedächtnis**
  Keine Bange, niemand erwartet von Ihnen, dass Sie versuchen, sämtliche Gerüche Ihrer Kindheit im Kopf zu behalten. Aber es ist auf alle Fälle eine lohnende Übung, das Gedächtnis nach ein paar altvertrauten Gerüchen zu durchforsten. Denn so stimulieren Sie Riechkolben und Mandelkern und holen sich einen Kick für die Stimmung. Versuchen Sie, sich ein oder zwei prägende Düfte ins Gedächtnis zu rufen, mit denen Sie angenehme Empfindungen verbinden. Wann haben Sie diese Gerüche erstmals wahrgenommen? Erinnern Sie sich noch an den Moment, an die äußeren Umstände, unter denen Ihnen der Duft zum ersten Mal in die Nase stieg?
  Sie können auch mit vier verschiedenen Parfums trainieren. Tupfen Sie jeweils ein paar Tropfen auf einen Papierstreifen und beschriften Sie sie. Schnuppern Sie an jedem Streifen jeweils einige Sekunden lang. Vermischen Sie die Streifen und versuchen Sie dann mit geschlossenen Augen, die Parfumproben zu identifizieren. Menschen mit hohem Launepegel haben meist ein gutes Geruchsgedächtnis. Durchhänger und Depressionen hingegen verringern seine Leistungsfähigkeit. Da liegt der Umkehrschluss nahe, dass sich mit Übungen fürs Geruchsgedächtnis auch die Stimmung wieder aufpäppeln lässt.

• **Übung 4: Vom Geruchs- zum Genussempfinden**
Das ist die letzte Stufe des Nasentrainings. Sie nehmen
Gerüche inzwischen bewusster wahr? Sie lassen im Geruchsgedächtnis angenehme und weniger angenehme
Gerüche Revue passieren? Gut so. Dann konzentrieren
Sie Ihre Wahrnehmung nun auf die Düfte, die Ihnen am
angenehmsten sind. Machen Sie sich auf die Suche nach
ihnen, daheim oder draußen vor der Tür, beim Spaziergang oder beim Einkaufen. Die Jahreszeit ist dafür hervorragend geeignet: Herbstpflanzen und Herbstfrüchte
bieten Geruchserlebnisse in Hülle und Fülle. Ordnen Sie
Ihre Duftentdeckungen ein in eine Skala von angenehm
bis unangenehm. Am leichtesten ist diese Übung mit
Früchten durchzuführen.

Je mehr Sie Ihren Geruchssinn kontrollieren, desto
besser wird es Ihnen gelingen, die typisch menschliche
Neigung zur Alliästhesie auszutricksen. Mit diesem wenig bekannten Begriff wird das Phänomen bezeichnet,
dass die mentale Einordnung einer Sinneswahrnehmung
in Genuss oder Aversion nicht in erster Linie auf Qualität, Intensität und objektiv messbaren Kriterien beruht.
Sondern darauf, wie der Körper diese Wahrnehmung
spontan bewertet. Alliästhesie beeinflusst alle unsere
Sinne: Temperaturwahrnehmung, Geschmacksempfinden, Sehen, Hören. Und eben auch den Geruchssinn.
Wenn Sie sich Ihrer Neigungen und Abneigungen in jeder Situation bewusst sind, ist das ein gutes Zeichen.
Dann können Sie es sogar zur *positiven* Geruchsalliästhe-
sie bringen. Menschen mit dieser stimmungssteigernden
Fähigkeit sind in der Lage, selbst zunächst unangenehm

scheinenden Gerüchen Genuss abzugewinnen. Denken Sie nur an bestimmte streng riechende Käsearten, oder an manche Blumen, deren intensiver Duft spontan eher unangenehm ist, dann aber letztlich doch die Nase betört.

Gehen geht immer

Seit Ferienende kommen Sie kaum noch dazu, an der frischen Luft ein bisschen was für Ihre Fitness zu tun? Macht nichts. Bewegung können Sie sich schließlich überall verschaffen. Ein paar Schritte gehen geht immer, sogar am Arbeitsplatz. Konzentrieren Sie sich auf die Bewegungsabläufe, und verstärken Sie ihre belebende Wirkung, indem Sie die Muskeln anspannen, erst die Armmuskulatur, dann die Beinmuskulatur. Spannen Sie anschließend erst die linke Körperhälfte komplett an und danach die rechte Körperhälfte. Sie werden spüren, wie sich Herzschlag und Atemfrequenz beschleunigen. Womöglich bilden sich sogar ein paar Schweißtröpfchen auf Ihrer Stirn.

Das Ganze ist nichts weiter als eine simple Spannungs-Entspannungs-Übung. Und trotzdem reicht sie schon aus, um Ihren Geist so weit zu erfrischen, dass Ihnen sogar anscheinend unlösbare Probleme in einem anderen Licht erscheinen werden.

Auch außerhalb des Arbeitsplatzes bieten sich unzählige Bewegungsmöglichkeiten. Man muss sie nur als solche erkennen. Benutzen Sie das Treppenhaus anstelle des Aufzugs. Steigen Sie erst eine Station nach

der nächstgelegenen in Bus oder Bahn. Auf dem Fuß-
weg dorthin können Sie dann wieder Arm- und Beinmuskulatur abwechselnd anspannen und entspannen.
Lassen Sie die Arme ruhig weit nach vorn und hinten
schwingen – das verleiht Ihrer Bewegung und Ihrem
Gemüt mehr Spannkraft. Wechseln Sie zwischen ge-
mächlicher Gangart und weit ausladenden Riesen-
schritten hin und her.

Das Meditationsgeheimnis von Luciano Pavarotti

Nach der Sommerpause präsentieren Opernhäuser, Kon-
zertsäle und Theater ihr Herbstprogramm. Für Kulturlieb-
haber ist das das Beste an der Zwangsrückkehr aus den großen Ferien. Und für die Musikliebhaber unter ihnen gibt es
noch eine zweite gute Nachricht: Sie bekommen von den
Opernsängern aufs Neue gezeigt, wie sich gute Stimmung
aufbauen und erhalten lässt. Deren Geheimnis ist das Vibrato, *das* Bravourstück aller großen Sangeskünstler. Wenn
sie ihre Stimme frei schwingen lassen, entstehen lange, vib-
rierende Noten. Je schneller die Schwingung, desto größer
die Begeisterung der Opernfans. Luciano Pavarotti schaffte
5,5 Schwingungen pro Sekunde. Maria Callas brachte es in
der *Wahnsinnsarie* von Donizettis Oper *Lucia di Lammer-
moor* sogar auf eine Frequenz von 7,1 Schwingungen pro
Sekunde.

Um derartige Leistungen vollbringen zu können, nutzen die Sänger und Sängerinnen eine Meditationstechnik – oft ohne sich darüber im Klaren zu sein. Beim Singen stellen sie sich vor, wie ihr Atem ihren Körper durchströmt. Sie konzentrieren sich weder auf ihre Stimmbänder noch auf ihren Kehlkopf, sondern sie visualisieren den Luftstrom, der beim Ein- und Ausatmen ihren Oberkörper durchfließt, vom Kopf über Hals und Brustkorb bis zum Bauchnabel. So wird ihr Körper zum *Klang*körper, und die beim Ein- und Ausatmen entstehenden Schwingungen verleihen den gesungenen Tönen ihr Vibrato. Genau das macht den Unterschied zwischen einem guten und einem schlechten Sänger aus.

Ungeübte Sangeskünstler singen ausschließlich mit der Kehle. Sie erzeugen »nur« Töne. Profis hingegen visualisieren sich als in der Erde verwurzelten Baum, und wenn sie zum Vibrato anheben, vibrieren selbst ihre Fußsohlen von der Atemluft, die sie durch ihren Körper ziehen sehen. Sie erzeugen Bilder in ihrer Vorstellungskraft und Luftströme in ihrem Brustkorb.

Es gibt zahlreiche Visualisierungstechniken, doch die Atemvisualisierung ist für Sänger sicher die wirkungsvollste. Sie kräftigt und stabilisiert ihre Stimme und verstärkt das Vibrato.

Die Konzentration auf den eigenen Atemfluss wirkt nicht nur bei Opernstars Wunder. Sie ist auch ein bewährtes Mittel zur Abwehr von Stress und emotionalen Durchhängern. Lust auf einen kleinen Selbstversuch? Schließen Sie einen Moment die Augen und atmen Sie möglichst achtsam und vollständig ein und aus. Stellen Sie sich vor, wie die Luft von der Nase durch die Lunge bis hinunter in den Nabel strömt. Sie können dabei auch singen, wenn Ihnen das die Konzentration erleichtert. Ein bühnenreifes Vibrato kann ich Ihnen zwar nicht versprechen – aber einen Moment der Entspannung für Muskulatur und Gemüt. Und wo Sie schon einmal dabei sind: Warum nicht im Anschluss in eine Opernarie reinschnuppern, zur weiteren Stimmungsbelebung?

Revolution im Badezimmer

Das Ende der Sommerferien ist der ideale Zeitpunkt für eine radikale Reorganisation Ihres Badezimmers. Mit einigen wenigen, aber durchschlagenden Maßnahmen können Sie es von einer Nasszelle zum Wellnesscenter wandeln.

- **Weg mit dem Vergrößerungsspiegel**
  Denn der ist der erste Launekiller des Tages. Grausig detailreich führt er Ihnen die diversen Makel Ihrer Gesichtshaut vor Augen, oft noch unterstützt durch erbarmungsloses Neonlicht. Dabei wollen Sie das so genau doch bestimmt gar nicht wissen. Am allerwenigsten am frühen Morgen.

- **Zahnbürste vor!**
  Eine gute Zahnhygiene ist ein Segen, nicht nur für die Gesundheit, sondern auch für die Stimmung. Chronisch depressive Menschen haben mehr Karies, leiden häufiger an Zahnfleischerkrankungen – und landen so prompt

mitten in einem Teufelskreis. Denn Zahnschmerzen treiben einen von Haus aus zur Verzweiflung, und Parodontitissymptome lassen ein freudloses Leben noch schwärzer erscheinen. Also tun Sie gut daran, der Zahnbürste einen prominenten Platz am Waschbecken einzuräumen. Merke: Wer sich seiner Zähne nicht schämen muss, lächelt nachweislich öfter!

• **Der Feind in meinem Bad: Paracetamol**
Dies ist eine Ermahnung für alle, die auf Kopf- und sonstige Schmerzen reflexartig mit dem Griff zum Paracetamol reagieren: Wenn Sie zu oft und zu viel davon schlucken, bleibt das nicht ohne Konsequenzen. Sowohl für Ihre Leber als auch für Ihre Laune. Denn Paracetamol dämpft nicht nur die Schmerzen, sondern auch die Stimmung. Vorbei die Momente überschäumender Lebensfreude; stattdessen machen sich emotionale Monotonie und Trübsinn breit. Da ist es eindeutig sinnvoller, der Ursache für die Schmerzen auf den Grund zu gehen, als sie mit fragwürdigen Mitteln zu unterdrücken.

Herbstkur fürs Gemüt

Ein fittes Gehirn kennt keinen Novemberblues

Damit Ihr Gehirn in Bestform gegen sämtliche jahreszeitlich bedingten Widrigkeiten antreten kann, sollten Sie drei seiner wichtigsten Funktionen ein spezielles Förderprogramm angedeihen lassen.

1. Kurbeln Sie Ihre Oxytocin-Produktion an

Oxytocin ist ein Hormon, das im Gehirn gebildet wird und im Herbst eine besonders wichtige Rolle fürs Wohlergehen spielt. Sein Spiegel steigt an, wenn wir mit anderen Menschen zusammenkommen und im vertrauten Kreis reden, erzählen und Meinungen austauschen. Die stimulierende Wirkung von Oxytocin, auch Bindungshormon genannt, wird immer besser erforscht. Das Gehirn von Menschen und Tieren wird mit Eintritt der Geschlechtsreife geradezu mit Oxytocin überschwemmt, um Partnersuche und Paarung zu stimulieren. Diese Themen spielen für Sie gerade keine Rolle? Tun Sie trotzdem etwas für Ihren Oxytocinspiegel. Zum Beispiel, indem Sie sich für gemütliche Treffen mit Ihren Lieben verabreden, dafür gibt's zwischen dem Ende der Sommerferien und dem Beginn der Weihnachtszeit reichlich Gelegenheit. Natürlich könnten Sie diese Gelegenheiten auch zum Aktenstudium nutzen. Aber gemütliche Treffen mit Ihren Lieben sind deutlich angenehmer.

2. Hören Sie mal öfter in Ihre rechte Gehirnhälfte hinein
Wie Sie spätestens seit dem Winter-Kapitel dieses Buches wissen, besteht das Gehirn aus zwei Hälften mit teilweise unterschiedlichen Fähigkeiten. Während die linke Hemisphäre überwiegend für analytisches Denken zuständig ist, gilt die rechte als das Reich von Intuition, Gefühl, Kreativität und Spontaneität. Mithilfe einschlägiger Internet-Tests können Sie leicht feststellen, welche Gehirnhälfte bei Ihnen die dominante ist. Falls im Wesentlichen die linke das Sagen hat, sollten Sie sich nach den Sommerferien darum bemühen, der rechten Hemisphäre verstärkt Aufmerksamkeit zu schenken. Vertrauen Sie auf Ihr Bauchgefühl und Ihre Vorstellungskraft, anstatt immer gleich die Zensoren aus der linken Hälfte auf sie zu hetzen. Körper und Gemüt werden es Ihnen zu danken wissen – durch bessere Konzentrationsfähigkeit und bessere Laune.

3. Machen Sie Ihren Spiegelneuronen eine Freude
Spiegelneuronen bilden seit ewigen Zeiten einen festen Bestandteil des Gehirns von Menschen und Primaten. Dank dieser spezialisierten Nervenzellen nehmen wir Emotionen in unserer Umgebung auf und integrieren sie unwillkürlich in unsere Stimmung. Hier ein typisches Beispiel: Wenn Sie

mit einer Gruppe trauriger oder ängstlicher Menschen zusammen sind, werden Sie schon bald die entsprechenden Emotionen in sich aufsteigen spüren. Diese Dynamik funktioniert glücklicherweise auch umgekehrt. Wenn Sie also Ihren Spiegelneuronen und damit Ihrer Laune einen kleinen Kick spendieren wollen, suchen Sie die Nähe Ihrer fröhlichsten und optimistischsten KollegInnen. Deren Emotionen sind nämlich auch ansteckend. Allerdings in diesem Fall im besten Sinne.

Kennen Sie das Mailbox-Syndrom?

So ein Posteingang ist nicht so harmlos, wie er scheint, im Gegenteil. Er ist für ein inzwischen allgegenwärtiges Leiden verantwortlich: das Mailbox-Syndrom. Es macht sich spätestens dann bemerkbar, wenn Sie bei der Rückkehr aus den Sommerferien eine drei- bis vierstellige Menge E-Mails in Ihrem Posteingang vorfinden. Ein Albtraum, sie alle lesen zu müssen, vom Antworten mal ganz zu schweigen.

Sie haben aber während Ihres Urlaubs gerade mal eine Handvoll Mails bekommen? Wieso *das* denn? Hat Ihre eigene Firma Sie etwa vergessen? Sind Sie bei Ihren Geschäftspartnern in Ungnade gefallen? Wieso zum Teufel will auf einmal niemand mehr etwas von Ihnen?

Ob nun zu viele oder zu wenige E-Mails – beides kann zur Qual werden. Wie gut, dass es inzwischen eine Menge brauchbarer Tipps für den stressfreien Umgang mit dem eigenen Posteingang gibt:

- *Nutzen Sie den Nachahmungstrieb.* Und fassen Sie sich in Ihren Mails möglichst kurz. So signalisieren Sie den Empfängern, dass sie sich ebenfalls kurz fassen dürfen, anstatt Zeit mit dem Verfassen ewig langer Antworten auf ewig lange Mails zu verplempern.
- *Schreiben Sie geschäftliche Mails gleich am Morgen.* Und am besten werktags, denn die Empfänger werden sie dann in der Regel aufmerksamer lesen und schneller beantworten.
- *Haben Sie Geduld mit älteren E-Mail-Schreibern.* Je älter der Empfänger einer Mail, desto mehr Zeit lässt er sich mit der Antwort. Jenseits der fünfzig dauert es mindestens 47 Minuten bis zum Verschicken der Antwort; ein Youngster braucht dafür nur 13 Minuten.

Das PERMA-Modell

Schon mal was von Positiver Psychologie gehört? Die lässt die Erforschung seelischer Defizite weitgehend außen vor und widmet sich stattdessen den Grundlagen von Lebenszufriedenheit und Erfüllung. In diesem Zusammenhang entwickelte der Amerikaner Martin Seligman, einer der Pioniere der Positiven Psychologie, das PERMA-Modell. Darin fasst er fünf Faktoren zusammen, die entscheidend sind für Wohlbefinden und Zufriedenheit. Diese Faktoren sind dummerweise längst nicht in jedem Leben gleichermaßen stark vertreten – aber wer sie einmal kennt, kann sie bewusst stärken. Deshalb bieten Seligman und auch andere

Vertreter der Positiven Psychologie weltweit entsprechende Fortbildungslehrgänge für Multiplikatoren wie Lehrer, Dozenten und Therapeuten an.

Aber keine Bange: Um einen Schuss PERMA in Ihr Leben zu bringen, müssen Sie weder zurück auf die Schulbank noch in Therapie. Es reicht schon, diese fünf Faktoren einmal versuchsweise als Messlatte an Ihr Leben anzulegen – und welche Jahreszeit wäre dafür besser geeignet als der Herbst mit seinen langen dunklen Abenden –, um daraus ein paar gute Vorsätze zum Besten Ihrer weiteren Lebenszufriedenheit abzuleiten.

Und hier sind sie, die sagenhaften fünf Faktoren:

P: Positive Emotionen

Freude, Dankbarkeit, Zufriedenheit, Sympathie – wie sieht's da bei Ihnen aus? Derzeit eher Mangelware? Umso wichtiger zu wissen, dass Sie durchaus in der Lage sind, sich solche Gefühle *selbst* zu verschaffen. In diesem Buch sind reichlich Anregungen zum Thema zu finden, beispielsweise in Sachen Geselligkeit und Bewegung. Auch wenn Wetter und Tagesform vielleicht nicht auf der Höhe sind: Nutzen Sie täglich mindestens eine Gelegenheit, rauszugehen und sich etwas Gutes zu tun. Sie selbst wissen am besten, was das sein könnte, im Job, unterwegs oder daheim mit der Familie.

E: Engagement

Engagement nicht wie »Ehrenamt«, sondern wie »hingebungsvoller Einsatz«. Psychologen verwenden in diesem Zusammenhang auch das Wort *Flow*. Je mehr Einsatz für Studium oder Hobby, desto mehr Zufriedenheit, Glücksgefühle und gute Laune. Kein Wunder, dass diese Form von Engagement nicht nur für das seelische, sondern auch für das körperliche Wohlergehen von größter Bedeutung ist. *Flow* existiert auf drei Ebenen:

* auf der *emotionalen* Ebene, etwa durch das Gefühl, fester Bestandteil einer Gruppe zu sein, in der man sich aufgehoben fühlt;
* auf der *intellektuellen* Ebene, wenn man sich voll und ganz einer interessanten Aufgabe widmet, die einen weder über- noch unterfordert;
* auf der *Verhaltensebene*, wenn das eigene Auftreten, die eigene Haltung sich im Einklang mit der Umgebung befinden.

Solche Flow-Gefühle lassen sich aktiv hervorrufen. Sie wissen doch bestimmt, bei welchen Beschäftigungen Sie so bei der Sache sind, dass Sie darüber alles andere vergessen. Nach solchen Situationen sollten Sie suchen. Es sind goldene Gelegenheiten für die tägliche Stimmungspflege.

R: Relationships

Gemeint sind positive Beziehungen zu Familienmitgliedern, Freunden, Kollegen und allen anderen Menschen, denen wir uns auf angenehme Weise verbunden fühlen. Vertrauen Sie auf Ihr Bauchgefühl und verbringen Sie so viel Zeit wie möglich mit Leuten, die Ihnen guttun und bei denen Sie Sie selbst sein dürfen. Falls Sie sich da teilweise nicht so sicher sind: Ihr Gespür für echte Herzlichkeit wird Sie schon nicht im Stich lassen. In der Regel entlarvt es Machiavellisten, bösartige Narzissten und andere fiese Zeitgenossen, die hinter der Fassade freundlicher Zugewandtheit nur auf ihren eigenen Vorteil bedacht sind.

M: Meaning

Der Mensch lebt nicht vom Brot allein. Er braucht auch das Gefühl, dass das alles einen *Sinn* hat – sowohl sein Broterwerb als auch der Rest seines Lebens. Diese Sehnsucht nach Sinn wird gestillt, wenn Sie uneigennützig Dinge tun und Ziele unterstützen, bei denen Sie sich als Teil eines großen Ganzen fühlen.

Studenten, die sich politisch, spirituell oder karitativ engagieren, sind konzentrierter bei der Sache und besser gelaunt. Ihre fachfremden Aktivitäten kosten sie zwar Zeit, bringen ihnen aber auch so viel Energie ein, dass sie sich nach Erledigung ihrer freiwilligen Verpflichtungen mit frischem Enthusiasmus über ihre Bücher beugen. Auch wenn Sie kein Student (mehr) sind: Nutzen Sie den Beginn Ihres »Herbstsemesters«, um einen ausführlicheren Blick auf Formen persönlichen Engagements zu werfen, die Sie aus tiefstem Herzen für richtig halten. Denn das ist der erste Schritt dazu, selbst aktiv zu werden.

A: Accomplishments

Lebensziele sind eine sehr gute Sache. Zumindest dann, wenn sie auch erreichbar sind. Die schrittweise Verwirklichung eines selbst gesetzten Ziels ist ein *accomplishment*, ein Erfolg durch persönliche Leistung. Solche Erfolge stärken das Selbstvertrauen und ermutigen zu neuen Zielsetzungen. So entsteht eine positive Dynamik, die den Weg zum nächsten Erfolg bereitet.

Die Fähigkeit, sich kurz- und langfristig *erreichbare* Ziele zu setzen, ist für das Zustandekommen von Erfolgserlebnissen wichtiger als ein brillanter Verstand. Mindestens genauso elementar: die möglichst weitgehende Konzentration auf Aufgaben und Ziele, deren Erfüllung ein Mindestmaß an Befriedigung und Freude mit sich bringt. Je besser Sie Ihre Stärken und Schwächen kennen, desto leichter wird es Ihnen fallen, sich Ziele zu stecken, die Sie fordern, aber nicht *über*fordern. Und desto erfolgreicher werden Sie sie verwirklichen können. Wobei Ihre *accomplishments* ganz nebenbei bemerkt auch ein echter Kick für Laune und Gesundheit sind.

Pädagogik-Tipps aus Portugal

Portugiesische Pädagogen haben festgestellt, dass motivierte Schüler und Studenten andere Verhaltensmuster an den Tag legen als unmotivierte. Daraus leiteten sie acht Faustregeln ab, die ihren Eleven nach den Sommerferien den Wiedereinstieg in den Unterricht erleichtern sollen. Ich kann mir gut vorstellen, dass der eine oder andere Tipp nicht nur für Lehrer und Dozenten von Wert ist, sondern auch für LeserInnen, die mit Lehrtätigkeiten aller Art rein gar nichts zu tun haben:

- Anstatt in Schule oder Uni draufloszuschreiben, mache ich mir erst mal einen Plan.
- Wenn ich etwas nicht verstehe, darf ich durchaus Fragen stellen.
- Ich suche aktiv nach Parallelen zwischen meinem vorhandenen Wissen und den Fakten, die gerade neu dazukommen.
- Ich umgebe mich mit Leuten, bei denen ich mich wohlfühle, und die in unserem gemeinsamen Umfeld gut integriert sind.
- Ich traue mich, den Menschen um mich herum zu sagen, was mich interessiert und was nicht.
- Ich suche aktiv nach Informationen, die mir helfen, neu Gelerntes besser zu verstehen.
- Ich wiederhole das Gelernte regelmäßig, auch wenn keine Prüfung vor der Tür steht.
- Ich mache Vorschläge zur Verbesserung der Arbeitsatmosphäre und beteilige mich an den angebotenen gesellschaftlichen Aktivitäten.

Die Wonnen eines wohlriechenden Autos

Ferienende und Herbstbeginn sind von Haus aus nicht gerade gut für die Stimmung. Und wenn der Wiedereinstieg in den Job dann auch prompt wieder Staus und Schlangen mit sich bringt, ist die Laune endgültig im Keller. Nun kann ich Ihnen zwar leider auch nicht sagen, wie sich beides garantiert vermeiden lässt. Aber immerhin können Sie im eigenen Auto für ein nervenberuhigendes Musikprogramm sorgen. Stop-and-go im Berufsverkehr geben Ihnen reichlich Gelegenheit, die in diesem Buch versammelten Anregungen auszuprobieren und mit ausgewählten Lieblingsklängen Ihre Stimmung vor dem endgültigen Abschmieren zu retten.

Und jetzt kommt's: Ein angenehmer Duft würde Ihnen diese Mission wahrscheinlich erleichtern. Einschlägige Studien haben ergeben, dass ein Wohlgeruch im Auto auf den Fahrer aufmerksamkeitssteigernd und angstreduzierend wirkt. Es konnte sogar nachgewiesen werden, dass per Duft stimulierte Fahrer bei einem überraschend auftauchenden Hindernis schneller bremsen. Allerdings darf der Duft nicht zu intensiv sein, sonst wäre er nur gut für Schwindel und Kopfweh.

Die am besten erforschten Duftnoten sind Orange, Lavendel und Minze. Ein Forscherteam der Universität Shah Alam, Malaysia, untersuchte die Auswirkungen von Lavendel und Vanille auf die Emotionen von Autofahrern. Die Ergebnisse ermittelten, dass beide Duftnoten Staustresskiller sind. In anderen Studien konnte gezeigt werden, dass auch Orangenduft angstreduzierende und stimmungsbessernde Wirkung hat und dass Pfefferminz die Aufmerksamkeit von Autofahrern verbessert.

Was gepostete Ferienfotos verraten

Wissenschaftler der US-Universitäten Vermont und Harvard haben über 40000 Fotos analysiert, die von 166 Freiwilligen über den Onlinedienst Instagram gepostet wurden – und dabei Indikatoren für Depressionsanfälligkeit gefunden.

Instagram-Nutzer vor oder in einer depressiven Phase posteten auffällig oft farb- und lichtschwache Fotos, darunter viele Selfies, auf denen sie allein posieren, ohne Freunde. Diese Motive wurden weniger oft geteilt oder gelikt.

Angesichts dieser Forschungsergebnisse wäre es durchaus sinnvoll, sich nach dem Motto »Gefahr erkannt, Gefahr gebannt« mal prüfend über die eigenen Ferienfotos zu beugen. Seltsam selten frische Farben, helles Licht und nette Leute zu sehen? Dann sehen Sie zu, dass Sie schon sicherheitshalber ein bisschen aktive Stimmungspflege betreiben. In diesem Buch sind ja Tipps genug versammelt.

Mit Emile Coué gegen Herbstdurchhänger

Gegen Ende des 19. Jahrhunderts entdeckte der französische Apotheker Émile Coué de la Châtaigneraie zwei Phänomene, die bis heute die Medizin in Erstaunen versetzen: die Macht des Placeboeffekts und die Macht der Autosuggestion.

Coué verkaufte einigen Patienten genau genommen

nichts weiter als destilliertes Wasser und ein paar weise Worte. Doch diese Kombination wirkte Wunder. Die Anhänger der sogenannten *Méthode Coué* sprachen zweimal täglich zwanzigmal mit halblauter Stimme die magische Formel:»Es geht mir besser. Es geht mir jeden Tag in jeder Hinsicht immer besser und besser.« Und allmählich ging es ihnen tatsächlich besser. Dank ihres Vertrauens in die Methode – und aufgrund der Macht der Autosuggestion.

Für Émile Coué waren psychische Leiden letztlich Produkte der Imagination, die sich durch ritualmäßig wiederholte Formeln zum Verschwinden bringen lassen. Seine Theorie der zielgerichteten Selbstbeeinflussung fand zu Beginn des 20. Jahrhunderts viele Anhänger, bis hin zu den rechtsextremen Nationalisten um Maurice Barrès.

Heute gilt Coués Methode als Vorläufer moderner Meditations- und Autosuggestionstechniken. Seine Erkenntnisse über die Heilkraft der inneren und der äußeren Stimme haben nichts von ihrer Aktualität verloren und sind nach wie vor bestens geeignet, Alltagssorgen zu dämpfen und der guten Laune auf die Sprünge zu helfen. Nur dass man heute wohl eher von »Mantra« sprechen würde als von *Méthode Coué*.

Nachfolgend zum Ausprobieren ein paar von Coués Weisheiten. Ob Sie sie nun »nur« lesen, leise vorlesen oder laut deklamieren, wie von ihm selbst empfohlen – diese Wahl liegt ganz bei Ihnen.

»Nicht die Anzahl unserer Lebensjahre lässt uns altern, sondern allein der Gedanke, dass wir älter werden.«

»Wer sich sicher ist, ein angestrebtes Ziel zu erreichen, der wird es auch erreichen.«

»Sagen Sie nie: ›Ich werde es versuchen.‹ Sagen Sie: ›Ich werde es tun.‹«

»Der Mensch ist, was er zu sein denkt.«

»Je mehr Gutes man anderen erweist, desto mehr Gutes erweist man sich selber.«

»Die wichtigste Fähigkeit des Menschen ist die Vorstellungskraft.«

»Die Vorstellungskraft lässt sich steuern.«

Reform oder Revolution? Wie sich gute Vorsätze besser realisieren lassen

Die Psychologie arbeitet mit zwei verschiedenen Methoden, um unerwünschte Verhaltensmuster zu ändern und Ängste abzubauen:

* allmähliche Umgewöhnung oder Desensibilisierung;
* radikale Änderung oder Reizüberflutung.

Bei der ersten Methode erfolgt die Umgewöhnung schrittweise: Erst nach erfolgreicher Bewältigung einer Etappe wird die nächste in Angriff genommen. Bei der zweiten Methode hingegen springt man quasi von jetzt auf gleich ins kalte Wasser. Die eine wie die andere lässt sich auf alle Vorsätze anwenden, die zwar löblich sind, uns aber trotzdem mit Unbehagen erfüllen. Typische Situationen:

* Bewegungsmuffel, die beschließen, mehr Sport zu machen;
* Junkfood-Fans, die mehr Gemüse auf ihren Speiseplan bringen wollen;
* Einzelgänger, die sich mehr Geselligkeit verschreiben.

Wie bereits erwähnt, lässt sich Stress durch die Messung des Cortisolspiegels im Speichel nachweisen. Sein Ansteigen ist das messbare Pendant zum Gefühl wachsenden Unbehagens. Im Rahmen einer Studie maß ein deutscher Psychologe systematisch den Cortisolspiegel von Angstpatienten, die von ihrer Phobie befreit werden wollten, und den Cortisolspiegel der behandelnden Therapeuten. Diese arbeiteten sowohl mit der allmählichen Desensibilisierung als auch mit der radikalen Reizüberflutung, sprich: Konfrontationstherapie. Ergebnis: Der Cortisolspiegel der Angstpatienten war generell leicht erhöht. Der einzig signifikante Unterschied war bei den Therapeuten feststellbar. Diejenigen, die mit der Methode der allmählichen Desensibilisierung arbeiteten, waren weniger gestresst. Was bedeutet, dass radikale Verhaltensänderungen anders als zu vermuten den eigenen Stresspegel gar nicht so sehr in die Höhe treiben. Aber womöglich den aller anderen, vom behandelnden Arzt bis zu Family & Friends. Sie reagieren auf plötzliche, radikale Verhaltensänderungen oft mit Erstaunen, Befremden oder Besorgnis. Für Ihre Herbstkur empfehle ich Ihnen daher, weder Ihren eigenen Cortisolspiegel noch den Ihrer Lieben in Aufruhr zu bringen. Gute Vorsätze sind immer gut, siehe oben. Aber gemächlich kommen Sie auch ans Ziel.

Achtsam abwaschen

Ein Forscherteam der Universität Florida ließ fünfzig StudentInnen zum Abwaschen antreten. Die Probanden wurden in zwei Gruppen eingeteilt. Die eine Gruppe hatte zuvor Achtsamkeitsübungen absolviert, die andere lediglich ein paar allgemeine Informationen über Spülmethoden und Spülmittel erhalten. Jeder Teilnehmer spülte 18 Teller. Die Teilnehmer der ersten Gruppe achteten während des Spülens sorgsam auf alle Sinneseindrücke. Sie nahmen die Wassertemperatur ebenso wahr wie die Farbe des Geschirrs. Am Ende des Experiments war ihr Stresspegel um durchschnittlich 27 Prozent gefallen.

Wie wär's denn, wenn Sie sich an einem besonders nervtötenden Tag auch mal am achtsamen Abwaschen versuchten, um die Laune wieder in den grünen Bereich zu bekommen? Im Zweifelsfalle können Sie Ihre Konzentration durch das Kommentieren jeder Ihrer Handlungen verbessern: »Ich nehme einen Teller in die Hand, ich nehme den Schwamm in die Hand, ich gebe Spülmittel auf den Schwamm, ich reinige den Teller, ich drücke den Schwamm aus …«

Mit anderen Worten: Die moderne Psychologie hat nicht nur rote Teller als natürliche Schlankmacher identifiziert, sondern auch Spüli als natürliches Antidepressivum. Wer hätte das gedacht?

Geburtstagsblues

Sie haben im Herbst Geburtstag? O je, noch ein Stressfaktor mehr. Ferienende und Wiedereinstieg ins Hamsterrad sind schon frustrierend genug – und dann dräut auch noch der Tag, an dem man unweigerlich ein Jahr älter wird. Dieser »Geburtstagsstress« existiert tatsächlich und wird zunehmend als solcher anerkannt. Kollegen und Freunde haben mir schon oft von derartigen Anwandlungen erzählt, und ich selbst muss zugeben, dass ich an meinem Geburtstag auch nicht gerade ein Ausbund an Frohsinn bin.

Im Rahmen einer Langzeitstudie untersuchte ein interdisziplinäres Team der Universität Tokio 27 007 Suizide der Jahre 2001 bis 2010 und stellte fest, dass es um das Geburtsdatum herum verstärkt zu Selbsttötungen kommt. Manche Altersgruppen sind offenbar besonders gefährdet, dem Geburtstagsblues zu erliegen: In der Altersgruppe der über 75-Jährigen ist der Monat vor dem Geburtstag offenbar eine besondere Gefahrenzone und der Tag selbst ein Spitzenrisiko. Was insofern kein Wunder ist, als betagte Menschen zunehmend Angst vor Krankheit, Alter und Tod haben. Und auch wenn sie noch so oft das Gegenteil behaupten – Männer in diesem Alter sind für solche Ängste noch anfälliger als Frauen.

Der japanischen Studie zufolge sind Junggesellen an ihrem Geburts-Tag selbst besonders anfällig für den Sturz ins Stimmungsloch; Verheiratete hingegen sind eher vor und nach dem eigentlichen Datum gefährdet. Derartige Geburtstagsnachwehen waren auch bei den jüngsten und den depressivsten Fallgeschichten feststellbar, denn sie überfrachteten ihren Ehrentag mit Erwartungen und waren entsprechend enttäuscht, wenn er sang- und klanglos vorüberging, ohne ihr Leben von heute auf morgen spektakulär zu ändern.

Außerdem kamen die Forscher zu dem Ergebnis, dass sich bei Frauen der Geburtstagsblues maximal über einen Zeitraum von sieben bis elf Tagen vor dem eigentlichen

Datum erstreckt. Und verheiratete Männer sind offenbar besonders gefährdet, wenn ein bedeutungsschwangerer runder Geburtstag ansteht, ob das nun der dreißigste, vierzigste oder neunzigste ist.

Falls Sie fürchten, in Sachen Geburtstagsblues anfällig zu sein, können Sie sich mental durchaus gegen ihn wappnen:

- **Gestehen Sie sich ein, dass er für Ihre Stimmung tatsächlich ein Risiko darstellt.** Was man einmal akzeptiert hat, lässt sich leichter verdauen.
- **Sehen Sie den Geburtstagsblues als das, was er ist.** Nämlich als normale Reaktion aufs unausweichliche Älterwerden.
- **Widerstehen Sie dem Drang, Ihren Ehrentag zum Anlass für Rückblicke und Lebensbilanzen zu nehmen.** Die sind nämlich rund um das fatale Datum besonders gefährlich.
- **Bekämpfen Sie die abergläubische Tendenz, Geburtstage als »magische Lebensdaten« zu sehen.** Auf dem Papier werden Sie ein Jahr älter, das ist alles. Weder Ihr Gehirn noch Ihr Körper werden sich dadurch radikal verändern.
- **Überlegen Sie rechtzeitig, *wie* Sie Ihren Ehrentag begehen wollen.** Wenn allein der Gedanke an eine Party Sie schon in Stress versetzt, feiern Sie einfach im kleinen Kreis. Wobei der kleinste Kreis durchaus nur aus Ihnen selbst bestehen kann. Niemand muss zu einer großen Festivität laden, wenn ihm nicht danach ist.
- **Verschieben Sie Ihre Geburtstagsfeier.** Warum nicht mal einen Herbstgeburtstag zum Anlass für ein Frühlingsfest nehmen?

Wie steht's um Ihre Herbst-Resilienz?

In den 70er-Jahren des 20. Jahrhunderts entwickelte der israelisch-amerikanische Medizinsoziologe Aaron Antonovsky das Konzept der *Salutogenese*. Darin fasst er die Faktoren zusammen, die zu Entstehung und Erhaltung von Gesundheit führen. Eine wichtige Rolle spielt in diesem Zusammenhang die psychische Widerstandsfähigkeit. Je größer die ist, desto besser können wir mit Sorgen, Problemen, Krankheiten etc. umgehen. Diese sogenannte *Resilienz* wiederum hängt davon ab, inwiefern wir in der Lage sind, in unserem Leben einen Bedeutungszusammenhang – eine Kohärenz – zu erkennen. Dafür müssen drei Voraussetzungen erfüllt sein:

1. **Die Bereitschaft, das Leben als verstehbar anzusehen:** »Ich werde zwar mit unerfreulichen Angelegenheiten und bösen Überraschungen konfrontiert. Aber wenn so etwas passiert, kann ich gedanklich immer nachvollziehen, wieso es dazu kam. Weder schiebe ich irreale Gründe vor, noch verstecke ich mich vor der Wirklichkeit.«
2. **Vertrauen in die eigenen Fähigkeiten:** »Ich habe genügend Stärken und Talente, um mich sogar extrem schwierigen Herausforderungen zu stellen. Ob mir das auch immer gelingt, weiß ich nicht. Aber *was* ich weiß ist: Ich kann zumindest darum kämpfen.«
3. **Der Glaube an den Sinn des Lebens:** »Was mir passiert, ist sinnhaft. Wenn ich den tieferen Sinn

nicht gleich sehe, wird mir mein Verstand schon helfen, ihn zu finden. Und mehr als ein paar Tage werde ich dafür nicht brauchen.«

Diese drei Voraussetzungen kann längst nicht jeder mühelos erfüllen. Aber allein schon ihre Kenntnis ist ein wichtiger Schritt in die richtige Richtung. Denn Menschen mit dieser Einstellung können Schicksalsschläge wie schwere Krankheit und Tod schneller verkraften. Sie können besser abschätzen, wann es sich lohnt zu kämpfen und wann nicht. Sie leiden seltener an Ängsten und Depressionen, sind optimistischer, besser gelaunt und haben eine höhere Lebenserwartung. Und ganz nebenbei sind sie auch netter zu den Menschen in ihrer Umgebung.

Die geheimen Wohltaten des Chorgesangs

Singen ist ein natürliches Antidepressivum, das haben wir schon bei dem Abschnitt über Karaoke gesehen. Chorgesang hat dieselben segensreichen Folgen. Da trifft es sich gut, dass nach der Sommerpause viele Chorgruppen die Arbeit wieder aufnehmen oder sich neu bilden. Wenn Sie also irgendwo am Schwarzen Brett, in einer Kleinanzeige oder dem örtlichen VHS-Programm davon erfahren, zögern Sie nicht lange, und gehen Sie hin. Ihre Stimmung und Ihre Gesundheit werden Ihnen diese Entscheidung zu danken wissen.

Ein Psychologenteam der Universität London bestätigte

kürzlich diese positiven körperlichen Auswirkungen des Chorgesangs. In ihrer Studie konnten die Wissenschaftler nachweisen, dass Gesang in der Gruppe dauerhaft euphorisierend wirkt – und obendrein Schmerzempfindungen lindert.

Sie wissen nicht so recht, ob für Sie ein großer oder eher ein kleiner Chor das Richtige wäre? Keine Sorge, beide Chorgruppierungen werden Ihnen gleichermaßen guttun. Sie können also frei entscheiden. Die Beteiligung an einer kleinen Gesangsgruppe beschert Ihnen genauso viele Wohlgefühle und Endorphine wie das Mitsingen in einem großen Chor. Musik stimuliert das Gehirn und bringt deshalb immer gute Gefühle mit sich. Schon wenn man allein singt oder spielt, und in der Gruppe noch mehr. Denn da kann man schöne Momente mit Gleichgesinnten teilen.

Sollten Sie sich noch nicht dazu durchringen können, einem Chor beizutreten, singen Sie doch erst mal für sich allein, unter der Dusche oder wo auch immer es Sie überkommt. Durch die Rhythmen und Klänge, die Sie produzieren, tun Sie Ihrem Gehirn etwas Gutes. Also lassen Sie sich von eventuellen Beschwerden Ihres Umfelds über falsche/zu laute/zu lange Gesangseinlagen *bloß* nicht abschrecken. Weisen Sie Nörgler in die Schranken, indem Sie sie darüber aufklären, dass Ihr Gesang nicht etwa als Ohrenschmaus für andere gedacht ist, sondern einzig und allein als persönlicher Stimmungsmacher für Ihre kleinen grauen Zellen. Denn die bekommen dadurch völlig legal einen kräftigen Schuss körpereigener Morphine verpasst.

Les Feuilles Mortes, Die welken Blätter –
Wolf Biermanns Adaption von Jacques Prévert

Du, ich wollt, Du würdest Dich erinnern,
aneinander hab'n wir uns gefreut,
so lebendig war das Leben schöner,
und die Sonne wärmte mehr als heut.
Siehst, nichts vergaß ich, nicht die helle Zeit.
Und jetzt harkt der Wind die welken Blätter
– weg damit und all mein Herzeleid
In des Vergessens kalte Nacht,
hat's nun der Nordwind fortgebracht.

Herbstliche Minutenmeditation

Die positiven Folgen längerer Meditationsübungen sind lange nachgewiesen. Sie rufen nicht nur jede Menge Wohlgefühle hervor, sondern fördern Konzentrationsvermögen, Gedächtnisleistung und weitere wichtige Gehirnfunktionen. Vergleichsweise neu ist hingegen die Erkenntnis, dass kurze Meditationseinheiten genauso wirksam sind wie lange.

Vor diesem Hintergrund haben Psychologen der Universität Basel eine Anleitung für eine Kurzmeditation entwickelt. Und damit sämtlichen Meditationsmuffeln die letzte Ausrede genommen. Denn diese Meditationsform kostet wirklich so wenig Zeit, dass Sie selbst im größten Nach-Sommerferien-Stress irgendwo ein paar Minuten dafür abzwacken können. Entweder allein oder zu zweit oder in der Gruppe. Die einzelnen Etappen sind klar strukturiert:

Setzen Sie sich, und konzentrieren Sie sich zu Beginn einfach nur auf Ihren Atem. Atmen Sie ganz bewusst und langsam ein und aus und beobachten Sie, was sich dabei in Ihrem Körper tut. Dadurch wird es Ihnen gelingen, geistig auf Distanz zu Gedanken und Sorgen zu gehen, die sonst Ihr Gehirn bevölkern und Sie ablenken, bedrücken oder bedrohen könnten. Und denken Sie dran, nicht nur dem surrenden Gedankenwirrwarr den Stecker zu ziehen, sondern auch sämtlichen in der Nähe befindlichen Telefonen, Weckern und anderen Lärmverursachern, die Ihre Konzentration stören könnten.

Im zweiten Schritt schließen Sie die Augen und erfühlen Sie Ihre Körpertemperatur, um sich noch besser auf Ihre Atmung konzentrieren zu können. Wie Sie so dasitzen, werden Sie das Gewicht spüren, das Ihre Füße und auch andere Körperteile tragen. Stellen Sie sich vor, wie die Luft über Ihre Lippen in den Mund strömt.

Sobald Ihr Geist Anzeichen von Meditationsüberdruss zeigt und wieder dem Gedankentumult die Tür öffnen will, bringen Sie ihn *durch die Konzentration auf Ihren Atem* wieder auf Spur.

Zum Abschluss der Übung *erspüren Sie ein letztes Mal* das Gewicht, das auf Ihren Füßen ruht.

Für diese Meditationsübung sollten Sie sich täglich zwanzig Minuten Zeit nehmen. Nach drei Tagen werden Sie an sich erstmals gewisse Veränderungen bemerken: Sie können sich besser konzentrieren, und Ihr Ausdrucksvermögen wächst. Entsprechende Tests haben ergeben, dass die Anwender dieser Meditationstechnik innerhalb von 60 Sekunden einem willkürlich gewählten Anfangsbuchstaben mehr Wörter zuordnen konnten als die Teilnehmer der Vergleichsgruppe. Auch Ihr Zeichenvermögen wächst: Nach drei Meditationen wird Ihnen das Zeichnen geometrischer Figuren leichterfallen.

Die Testpersonen, die der Anleitung der Baseler Psychologen folgten, fühlten sich entspannter und besser gelaunt. Sie genossen ihre tägliche Meditation. Und genau wie in anderen Lebensbereichen spielt auch hier die Antizipation eine wichtige Rolle. Die Teilnehmer, die sich mit einer positiven Erwartungshaltung auf das Meditationsprogramm einließen, wurden in ihrer Zuversicht bestätigt. Wir erleben das, was wir erwarten, *Mind makes reality*.

Aber Vorsicht vor vorschnellen Schlüssen: Die segensreichen Folgen der Meditation haben nichts mit Placeboeffekten zu tun. Kernspin-Aufnahmen belegen, dass bei regelmäßiger Meditation die Nervenzellen im Gehirn aktiver und besser vernetzt sind.

Was Museen mit Psychotherapie zu tun haben

Haben Sie meinen Wintertipp ausprobiert und sich einmal in Claude Monets *Mohnblumenfeld* versenkt? Lust auf eine zweite bereichernde Kunsterfahrung? Dann machen Sie doch mal wieder einen Ausflug in ein Kunstmuseum – und lassen Sie sich bei Ihrem Besuch von den Thesen des englischen Philosophen Alain de Botton leiten. 1997 beschrieb er in seinem ersten Sachbuch, *Wie Proust Ihr Leben verändern kann*. Und 2013 veröffentlichte er gemeinsam mit dem Kunsthistoriker John Armstrong das Werk *Art as Therapy*. Die Autoren beschreiben darin sieben psychotherapeutische Funktionen von Kunst, die ihre Wirkung auf achtsame Museumsbesucher nicht verfehlen.

Auch Sie können leicht in den Genuss dieser segensreichen Folgen der Kunstbetrachtung kommen. Einzige Voraussetzung: Folgen Sie nicht gedankenlos dem Besucherstrom in Richtung Hauptsehenswürdigkeiten, sondern gehen Sie auf Entdeckungsreise. Lassen Sie sich auf die Kunstwerke ein, die Sie spontan berühren, und Sie werden spüren, dass sie etwas in Ihnen auslösen:

1. Erinnerungen

Bilder können Erinnerungen wecken. Bestimmt entdecken Sie mindestens eines, das Sie an ein prägendes Ereignis Ihrer Vergangenheit erinnert. Jedes Motiv kann ein Schlüssel zum Gedächtnis sein: Stillleben, Meerstücke, Essensszenen, Landschaften, Portraits. Vielleicht ruft Ihnen ja ein Kinderportrait ein Kindheitserlebnis in Erinnerung? Versuchen Sie, durch das Bild vor Ihnen Bilder in Ihrem Gedächtnis zu fassen zu bekommen. Es ist völlig egal, welches Gemälde, welche Zeichnung Sie zu dieser Gedächtnisübung inspiriert. Hauptsache, Sie bekommen auf einmal wieder Zugang zu Gefühlen und Ereignissen, die Sie sonst komplett vergessen oder verdrängt hätten.

2. Hoffnung

Schauen Sie sich in den Ausstellungsräumen um. Entdecken Sie ein Bild, das Sie unwillkürlich besonders optimistisch stimmt? Vielleicht ist es ein meditatives Motiv, das auf besondere Weise Ruhe ausstrahlt. Blumen beispielsweise, Bäume, Tiere, ein Regenbogen? Und schon wieder verrät das Museum Ihnen etwas über sich selbst. Nachdem es verschüttete Erinnerungen freigelegt hat, zeigt es Ihnen nun, welche Bilder Ihr Unterbewusstsein hoffnungsvoll stimmen. Auch wenn Ihr Bewusstsein mit dieser Wahl womöglich niemals gerechnet hätte.

3. Trauer

Ein normales Gefühl. Und auch ein belastendes Gefühl, keine Frage. Doch es ist leichter zu ertragen, wenn man es zulässt, anstatt es zu unterdrücken. Ein Kunstwerk kann Ihnen helfen, ein unbestimmtes Gefühl von Traurigkeit genauer zu erfassen. Entdecken Sie bei Ihrem Gang durch die Ausstellungsräume vielleicht einen Maler, eine Kunstepoche oder einen Stil, der Ihren vagen Eindruck innerer Trauer plötzlich bebildert? Was sehen Sie – eine Landschaft? Eine Morgen- oder Abendstimmung? Das Portrait eines nachdenklichen Menschen? Eine Gruppe oder eine einzelne Person? Ist es die spürbare Harmonie oder aber die spürbare Konfliktsituation mancher Bildmotive, die traurige Gedanken in Ihnen auslöst? Oder verspüren Sie vielleicht gar keine Verbindung zu einem konkreten Motiv, sondern eher zu einem abstrakten Gemälde in dunklen Farben? Welches Bild auch immer Ihre Trauer am klarsten zum Ausdruck bringt – wenn Sie es erst einmal entdeckt haben, werden Sie sie auch bald in Worten zum Ausdruck bringen können.

4. Ausgeglichenheit

Kunst kann uns auch dabei helfen, unser seelisches Gleichgewicht (wieder) zu finden. Schauen Sie sich um: Sehen Sie ein Werk, das Ihre Trauergefühle schwinden lässt zugunsten plötzlicher Hochstimmung? Welcher Maler kann Ihnen am meisten Trost spenden? Und was ist auf Ihrem spontan gewählten Lieblingsbild zu sehen – ein Garten? Eine Naturlandschaft? Ein leerer Stuhl? Zwei Menschen, die einander an der Hand haltend ins Gespräch vertieft sind? Auf welches Bild auch immer Ihre Wahl fällt: Geben Sie ihm einen guten Platz in Ihrem Gedächtnis, denn es wird Ihnen selbst in vermeintlich hoffnungslosen Lagen Trost spenden und so Ihre psychische Widerstandsfähigkeit steigern.

5. Selbst-Verständnis

Oft genug sind unsere eigenen Stimmungen und Gefühle uns ein Rätsel – bis der Anblick eines bestimmten Kunstwerks uns dazu verhilft, sie zu entschlüsseln.

Welchem Maler fühlen Sie sich am nächsten? Zu welchem Bild spüren Sie eine innere Verbindung? Zu dem Werk, das sich Ihnen am leichtesten erschließt – oder zu dem Werk, das Ihrem Innersten am meisten entspricht? Ein Maler, ein Motiv oder eine Stilrichtung kann in Ihnen ein Gefühl aufdecken, das Sie ohne diesen Anblick nie hätten erfassen können. Darin besteht das große Wunder der

Kunst – und eine ihrer therapeutischen Funktionen. Wenn Sie einmal *das* Bild entdeckt haben, das regelrecht zu Ihnen »spricht«, dann würden Sie es am liebsten mitnehmen. Denn es verhilft Ihnen zu mehr Selbst-Verständnis.

6. Inneres Wachstum

Menschen legen dem Unbekannten gegenüber oft Widerwillen an den Tag. Auch fremdartig wirkende, nicht nach vorhandenem Wissen einzuordnende Kunstwerke lösen häufig Irritationen aus. Gleichzeitig können wir an genau solchen »seltsamen« Werken lernen, uns unseren Widerwillen einzugestehen, ihn als nachvollziehbar zu akzeptieren – und die Bilder dann einfach als freundliches Exkursionsangebot ins Unbekannte auffassen. Wenn Sie das Angebot annehmen, werden Sie nicht nur mit dem guten Gefühl belohnt, das sich immer einstellt, wenn Widerwillen Interesse weicht. Sondern Sie werden möglicherweise auch Bezugspunkte zwischen Ihnen und dem Künstler erkennen, die Ihren Geist in der einen oder anderen Weise bereichern könnten.

Solche Impulse gehen übrigens auch von Portraits aus, ganz gleich ob nun konventionell oder unkonventionell gemalt. Falls Sie sich von einer dargestellten Person angezogen fühlen, schauen Sie genauer hin: Was tut diese Person gerade, auf dem Bild und als Broterwerb? Handelt es sich um einen Sportler? Einen Musiker? Einen Maler in seinem Atelier? Einen Philosophen? Führt das Bild Ihnen geheime Hoffnungen und brachliegende Talente vor Augen? Selbstportraits des Malers bei der Arbeit sind in dieser Hinsicht besonders anregend. Denn der Anblick eines Künstlers im

Schaffensprozess kann bisher verdrängte Ambitionen aus dem Dornröschenschlaf erwecken.

7. Wertschätzung

Wir neigen dazu, unsere Wahrnehmung auf Autopilot zu stellen, sprich: nur das zu sehen, was wir sowieso erwarten. So muss unser Gehirn weniger Eindrücke verarbeiten und kann sich auf »wichtige« Angelegenheiten konzentrieren. Klingt praktisch. Ist aber auch eine Anleitung zum Unglücklichsein. Denn solche mentalen Scheuklappen hindern uns daran, das Besondere im Alltäglichen zu entdecken. Wir sehnen uns nach magischen Momenten, nach Genuss und Abwechslung, dabei haben wir das alles direkt vor der Nase. Wir müssen es nur *sehen*.

Wie gut, dass die Betrachtung von Gemälden und Zeichnungen unseren Blick schärft. Kunst inspiriert dazu, das scheinbar Selbstverständliche mit neuen Augen zu sehen – und die vielen kleinen Dinge, die unseren Alltag ausmachen, neu schätzen zu lernen.

Fazit: Der Gang ins Museum liefert Ihnen zusätzlich zum Kunstgenuss jede Menge Anregungen, die gleichermaßen gut sind für Seele und Stimmung. Kunst als Therapie, wie Alain de Botton das nannte. Na, Lust auf einen testweisen Museumsbesuch? Sie können allein hingehen, zu zweit oder mit Freunden. Oder aber Sie organisieren gleich eine Besuchsgruppe, inklusive Protokollführer, zur Erstellung einer Liste der inspirierendsten Werke. So oder so werden Sie für Ihr Kunstinteresse reich belohnt werden. Und sich obendrein weit besser fühlen als all die Touristen, die den Museumsführern im Laufschritt von einem »Highlight« zum nächsten folgen.

Glücksratatouille

Einer meiner Freunde hat mir sein persönliches Glücksrezept verraten: Wenn er gestresst oder ungehalten ist, macht er eine Ratatouille. Dass er dafür eine Menge verschiedener Gemüse vorbereiten muss, ist für ihn kein Muss, sondern ein Genuss. Schon beim Schälen klettert seine Stimmung langsam wieder nach oben, denn das nimmt seine ganze Aufmerksamkeit in Anspruch. Er ist in Gedanken nicht mehr irgendwo, sondern ganz im Hier und Jetzt.

Sind erst einmal alle Zutaten im Topf, ist Geduld angesagt, denn es dauert ein bisschen, bis die Ratatouille gar ist. Höhepunkt und Schluss dieser stimmungsrettenden Aktion ist der freudige Verzehr des Gerichts, allein oder mit der Familie. Spätestens dann sind Ärger und Sorgen verflogen. Was bleibt, ist die Erinnerung an die Gaumenfreuden eines lange geschmorten Gemüseeintopfs.

Die Freuden trauriger Musik

Haben Sie im Herbst keine Lust mehr auf die schnellen Beats, zu denen Sie im Sommer noch begeistert getanzt haben? Hören Sie auf einmal lieber melancholische Melodien?

Geben Sie solchen Anwandlungen ruhig nach. Traurige Musik kann nämlich genauso guttun, genauso viel Glück und Genuss mit sich bringen wie beschwingte. Sie ist ernster und weniger temporeich. Falls es einen Text dazu gibt, ist der oft schwermütig und angenehm anzuhören. Anders als die typischen Sommerhits braucht diese Musik keine große Lautstärke, um zu wirken.

Wahrscheinlich haben Sie wie viele andere Menschen auch eine Reihe melancholischer Lieblingsstücke. Die rufen zwar Erinnerungen an traurige Momente wach, an eine Trennung oder an einen Trauerfall – aber trotzdem ziehen sie die Stimmung nicht etwa in den Keller. Im Gegenteil. So mancher Kummer lässt sich mit elegischer Musik leichter verarbeiten als mit Discorhythmen. Und graukaltes Herbstwetter ist ein Kummergrund erster Güte. Kein Wunder, dass Ihr Musikgeschmack sich den Witterungsverhältnissen anpasst.

Klingt paradox, ist aber so: Melancholische Musik bringt Wohlgefühle mit sich, weil Ihre Schwermut und die Melodie sich in perfektem Gleichklang befinden. Und so sind traurige Lieder und Melodien nicht nur sehr gut zur Überwindung von Liebeskummer geeignet, sondern auch zur Bekämpfung von jahreszeitlich bedingten Durchhängern. Der Herbstzeitblues ist schließlich keine Krankheit, siehe oben.

Manche Therapeuten setzen sogar gezielt Musik ein, um ihren Patienten zu helfen, negative Emotionen und Erlebnisse zu artikulieren. Mit melancholischen Klängen im Hintergrund fällt es leichter, über solche Dinge zu sprechen.

So gesehen ist der Herbst genau die richtige Jahreszeit, um mal wieder alle Lieblings-Liebeslieder anzuhören. Und womöglich sogar ein paar klassische Komponisten zu entstauben. Hören Sie doch mal bei Schubert rein! Heilkräftige Melancholie garantiert.

Dem Regen danken

Sie wollen sowohl Ihre Lebensqualität als auch Ihre Lebenserwartung steigern? Üben Sie sich in Dankbarkeit. Die liegt zwar gerade im Herbst nicht unbedingt nahe. Wetterbedingt wahrscheinlicher sind Ärger, Frust, Vorwürfe und Selbstvorwürfe.

Doch wenn Sie die gesundheitsförderlichen Folgen von Dankbarkeit erstmals verspürt haben, wird es Ihnen leichterfallen, diese Geisteshaltung zu perfektionieren und zersetzende Stimmungstendenzen zu bekämpfen. Denn Dankbarkeit senkt den Ausstoß des Stresshormons Adrenalin und steigert den Pegel des Glückshormons Serotonin.

Allein durch diese innere Einstellung können Sie Ihrem Körper und Ihrem Gemüt enorm viel Gutes tun. Das setzt natürlich eine gewisse innere Anstrengung voraus, aber wie sagte John F. Kennedy doch so schön:»Frage nicht, was dein Land für dich tun kann. Frage, was du für dein Land tun kannst.«

Will sagen: Grübeln Sie nicht mehr darüber, inwiefern äußere Umstände Ihr Wohlergehen beeinflussen. Nehmen Sie nur das trübsinnige Herbstwetter. Es ist naheliegend, aber wenig sinnvoll, sich darüber Gedanken zu machen, was man alles *nicht* machen kann, nur weil es draußen schüttet wie aus Eimern. Überlegen Sie lieber, was Sie alles *nur* im Herbst erleben können. Und was der Regen Ihnen, Ihrer Umwelt und der Welt so alles Gutes tut.

Gut gelaunt durch den Herbst: der perfekte Tagesplan

Morgens

- Widmen Sie Ihren Zähnen ein erweitertes Pflegeprogramm, das hebt die Laune gleich nach dem Aufstehen.
- Gönnen Sie sich vor der Arbeit eine zwanzigminütige Meditationsübung.
- Sorgen Sie für frischen Lavendel- oder Vanilleduft im Auto, denn so lassen sich Stop-and-go des Berufsverkehrs besser ertragen.
- Verordnen Sie sich am Arbeitsplatz regelmäßig Bewegung.

Mittags

- Tun Sie etwas für Ihren Magnesiumhaushalt und essen Sie eine Portion Sardinen.
- Machen Sie Ihren Salat mit Leinöl oder Walnussöl an, um in den Genuss von Omega-3-Fettsäuren zu kommen.
- Kauen Sie jeden Bissen zehnmal, damit das Sättigungsgefühl schneller eintritt.
- Essen Sie beim Japaner lieber Algen als Reis.

Nachmittags

- Gehen Sie in ein Museum und lassen Sie die therapeutischen Funktionen von Kunst auf sich einwirken.
- Nehmen Sie an einer Chorprobe teil und stellen Sie sich zur Entspannung vor, wie die Luft beim Singen durch Ihre Lunge strömt.
- Sehen Sie den nach Ferienende in Ihrem Posteingang wartenden E-Mails entspannt entgegen.
- Machen Sie zwischendurch einen kleinen Dufterkennungstest.
- Nutzen Sie plötzlich sich auftuende Zeitfenster für einen spontanen Achtsamkeitstanz.

Abends

- Lassen Sie sich auch mal auf melancholische Musik ein, von Seal bis Schubert.
- Nehmen Sie einen regnerischen Abend zum Anlass für eine Auflistung all der Dinge, die das Leben für Sie lebenswert machen.
- Probieren Sie ein neues Rezept oder fremdartiges Gericht aus, um Ihrer Libido einen Kick zu versetzen.
- Üben Sie sich zu Entspannungszwecken im achtsamen Abwaschen.
- Essen Sie zum Wohle Ihres Magnesiumspiegels ein Stück Bitterschokolade – und zum Wohle Ihrer Stimmung eine Portion selbst gemachte Ratatouille.

Die Stimmung stimmt – und das zu jeder Jahreszeit

Im Laufe der Lektüre dieses Buches haben Sie viel darüber erfahren, wie Sie Ihren Körper und Ihr Gemüt das ganze Jahr über bei Laune halten können. Das erfordert teilweise ein bisschen Übung – aber je besser es Ihnen gelingt, desto näher kommen Sie dem, was Psychologen wie der bereits zitierte Martin Seligman als *flourishing* bezeichnen. Er meint damit das Aufblühen der Persönlichkeit. Hinter diesem im wahrsten Sinne des Wortes blumigen Begriff steckt nicht etwa ein unerreichbares Ideal, sondern schlicht ein Zustand des Wohlbefindens. *Das* Wohlbefinden, das jedem Einzelnen möglich ist oder möglich wäre angesichts aller individuell vorhandenen Zwänge, Wertvorstellungen und sonstigen Lebenslagen. Das »perfekte Glück« ist ein Mythos. Also machen Sie sich am besten gar nicht erst auf die Suche danach. Tun Sie lieber Ihrem Körper und Ihrer Seele möglichst viel Gutes. Das schenkt Energie und Wohlgefühle. Und damit jede Menge kleine Glücksmomente.

Mit jeder der in diesem Buch beschriebenen Übungen kommen Sie diesem segensreichen Zustand des Aufblühens näher. Und für alle, die genauer wissen wollen, wo sie eigentlich auf diesem Weg stehen, hat der amerikanische Psychologe und Glücksforscher Edward F. Diener mit seinem Sohn Robert einen Test entwickelt, die *Flourishing Scale.* Der Test besteht aus acht Aussagen, die sich um Aspekte der Lebenszufriedenheit drehen, beispielsweise: »Meine Beziehungen sind unterstützend und bereichernd«. Den Test-Teilnehmern steht für ihre Antworten eine Sieben-Punkte-Skala von »Stimme überhaupt nicht zu« bis »Stimme voll zu« zur Verfügung.

Aus den acht Aussagen des Tests lassen sich acht Begriffe herausdestillieren, die für das persönliche Wohlbefinden eine Schlüsselrolle spielen. Ich habe sie den vier Jahreszeiten zugeordnet und mit einigen der hier empfohlenen Übungen verknüpft. Und nun bleibt mir nur noch, Ihnen die folgenden Seiten ans Herz zu legen. Am besten machen Sie sich hier ein Lesezeichen und schauen Sie routinemäßig einmal pro Jahreszeit hinein – als kleine Auffrischung Ihres Wissens über all das, was Ihr Leben zu jeder Zeit zum Blühen bringt.

Winterblühen

Erinnern Sie sich noch daran, wie die Amish und die Skandinavier den Winter überstehen? Genau, sie verbringen viel Zeit gemütlich im Warmen, genießen Freundeskreis und Familienleben und verbringen so viel Zeit wie möglich mit sinnreichen Aktivitäten.

- *Sinnhaftigkeit*
  Ich verbringe viel Zeit mit Aktivitäten, die ein Ziel und eine Bedeutung haben. Mein tägliches Tun gibt meinem gesamten Leben einen Sinn.
- *Konstruktive Beziehungen*
  Ich suche und pflege bewusst Beziehungen zu Menschen, die ich als förderlich und bereichernd empfinde.

Frühlingsblühen

Der Frühling erfüllt uns mit frischer Lust auf Neues, vom kleinen Abenteuer bis zur großen Überraschung. Also folgen Sie Ihrer inneren Stimme – denn die weiß genau, was Sie *wirklich* interessiert, amüsiert und neugierig macht. Und wenn Sie Mäntel und dicke Pullover bis zum nächsten Winter im Schrank verstauen, denken Sie dran: Jetzt wird's Zeit, den Körper wieder in Schwung zu bringen.

- *Interesse, Engagement, Motivation*
  In Beruf und Privatleben verbringe ich möglichst viel Zeit mit Tätigkeiten, die mich interessieren und die mir wichtig sind.
- *Aktive Gesundheits- und Stimmungspflege*
  Ich trage aktiv zu meinem eigenen körperlichen und seelischen Wohlbefinden sowie zum Wohlbefinden meiner Lieben bei, und zwar durch körperliche Bewegung, gesunde Ernährung, künstlerische Aktivitäten und Übungen zur Stimulierung von Gehirn und Glücksgefühlen.

Sommerblühen

Sie machen Urlaubspläne, buchen Ferienreisen und sind im Geiste schon beim Kofferpacken? Sehr gut! Aber vergessen Sie trotzdem nicht die alte Weisheit: Wohin Sie auch reisen – Sie haben sich selbst immer dabei. Also tun Sie ein bisschen was für Ihr Selbstwertgefühl. Führen Sie sich Ihre guten Seiten vor Augen – und auch die Ihrer geschätzten Mitreisenden. Garantiert jeder Urlaub wird schöner, wenn man ihn mit Menschen verbringt, die nicht ständig an sich selbst und anderen herumkritteln.

- *Dankbarkeit für die Zuwendung anderer*
  Wenn bekannte und unbekannte Menschen mir Zuneigung, Interesse und Respekt entgegenbringen, nehme ich das wahr und freue mich darüber.
- *Selbstakzeptanz*
  Ich führe mir mindestens einmal pro Woche alle Gründe vor Augen, die dafürsprechen, dass ich ein guter Mensch bin und ein gutes Leben führe, oder jedenfalls das unter den gegebenen Umständen bestmögliche Leben.

Herbstblühen

Der Herbst ist wie keine andere Jahreszeit dazu angetan, Selbstzweifel zu wecken, die eigenen Talente und Erfolge infrage zu stellen. Dazu kommt der ganze Stress, der mit dem Ende der Ferien und dem Wiedereinstieg ins Hamsterrad verbunden ist. Kein Wunder, dass man in diesem Zusammenhang von »Herbstzeitblues« spricht. Doch Sie können ihm entgehen. Und zwar indem Sie sich auf Ihre kleinen und großen Qualitäten besinnen – und sich im Übrigen in positiver Antizipation üben. Denn die lässt Sie mitten im Herbst schon den nächsten Frühling verspüren.

- *Kompetenz*
  Bei Tätigkeiten, die mir wichtig sind, bemühe ich mich um größtmögliche Leistung und Kompetenz, ohne dabei in Perfektionismus oder fortwährende Selbstkritik abzurutschen.

- *Positive Antizipation*
  Ich bin angemessen optimistisch, was meine Zukunft betrifft, und rechne mir eine realistische Chance aus, meine Ziele auch zu erreichen. Und ansonsten freue ich mich auf den nächsten Frühling.

Gut gelaunt zu jeder Jahreszeit: Der große Aktionsplan für Frauen, Männer, Heranwachsende und Senioren

Das Gemüt braucht ähnlich viel Pflege wie ein Garten. In diesem Buch sind eine Menge Pflegetipps versammelt. Sie lassen sich in vier Rubriken zusammenfassen:

- Stimmungshebende Ernährung
- Körperliche Bewegung zur Frustabwehr
- Hör- und Sehgenüsse für die Nerven
- Kleine Tricks für mehr Glückshormone

Einige dieser Anregungen sind besonders für Frauen geeignet, manche für Männer, wieder andere für Heranwachsende oder aber Senioren. Nachfolgend habe ich sie grob sortiert, um es Ihnen zu erleichtern, für sich selbst das Richtige zu finden.

1. Gute-Laune-Tipps für Heranwachsende

Stimmungshebende Ernährung
- Dreimal pro Woche Fisch, um die Versorgung mit Omega-3-Fettsäuren zu sichern und damit Herz und Gemüt zu pflegen.
- Jede zweite Mahlzeit junkfoodfrei.
- Mineralwasser oder aromatisiertes Wasser ohne Zucker anstatt süßer Brausen wie Limo und Cola.
- Keine Radikaldiäten, denn die führen nur zum Jo-Jo-Effekt (man nimmt zwar schnell und viel ab, aber nach der Diät noch schneller und mehr zu).
- Auf Partys höchstens drei Gläser Alkohol trinken.
- Zu jeder Mahlzeit einen halben Teller Gemüse und Obst essen.
- Gründliches Kauen für schnellere Sättigung und leichtere Verdauung.

Körperliche Bewegung zur Frustabwehr
- Einmal pro Woche Sport nach Wahl mit Freunden oder in der Gruppe.
- Möglichst ausgewogene Bewegungsintervalle ohne Über- oder Unterforderung.

- Einfache Fitnessübungen für zwischendurch, um bessere Lern- und Prüfungsergebnisse zu erzielen.
- Beim Lieblingssport Optimismus und positive Antizipation üben, Erfolge bewusst erleben und auf Vergleiche mit anderen verzichten, um schneller Fortschritte zu machen.
- Mindestens einmal täglich Lachmuskeltraining, um die Ausschüttung von Botenstoffen im Gehirn zu fördern.

Hör- und Sehgenüsse für die Nerven
- *Strawberry Swing* von Coldplay und auch Mozarts *Türkischen Marsch* in die Playlist aufnehmen (doch, doch ... einfach mal reinhören!).
- Öfter mal Kinokomödien und Videos von Comedians anschauen, auch wenn die vielleicht gerade so gar nicht zu Stimmung und Selbstbild passen.
- Karaoke-Abende mit Freunden, weil Tanzen und lautstark Singen in der Gruppe besonders stimulierend sind.
- Spaßeshalber ein Opernsänger-Vibrato anstimmen und sich dabei vorstellen, wie die Luft beim Einatmen durch die Lunge bis zum Bauchnabel strömt.

Kleine Tricks für mehr Glückshormone
- Eine Liste aller echten Freunde machen, anstatt immer nur auf die Anzahl der Facebook-Freunde und Twitter-Follower zu schielen.
- Die Nähe von motivierten und sozial engagierten Leuten suchen, weil die positive Emotionen ausstrahlen.
- Dreißig Minuten vor der ganz großen Müdigkeit ins Bett gehen, um den Schlaf-Wach-Rhythmus des Gehirns zu schützen.

- Ein echtes Abenteuer wagen – und eine ganze Nacht lang komplett offline gehen.
- Die Zahnbürste ins Herz schließen, weil ihr regelmäßiger Einsatz gut gegen Stress ist.
- Gar nicht erst mit dem Rauchen anfangen, und zwar nicht nur der Lunge, sondern auch der Laune zuliebe.

2. Gute-Laune-Tipps für Senioren

Stimmungshebende Ernährung
- Eier, in Öl eingelegte Makrelen und Sardinen für die Vitamin-D-Versorgung.
- Mindestens einmal im Monat, am besten einmal wöchentlich ein neues Gericht ausprobieren, damit es seltener zu Jiepern und Heißhungerattacken kommt.
- Regelmäßig ein Stück Bitterschokolade, denn das ist gut für den Serotoninspiegel, den Magnesiumhaushalt und die Laune.
- Salate möglichst oft mit Nussöl, Rapsöl oder Leinöl anmachen, um die Nervenzellen im Gehirn mit genügend Omega-3-Fettsäuren zu versorgen.
- Weg mit trügerischen Stimmungsaufhellern wie Alkohol, Tabak und Psychopharmaka. Getreidekeime, Blattgemüse, Honigmelonen, Linsen, Mais und Kichererbsen auf den Teller, denn die haben einen hohen Folsäureanteil und schützen so vor Durchhängern und Depressionen.

Körperliche Bewegung zur Frustabwehr

- Täglich raus ins Freie und mindestens sechs Minuten gehen oder laufen – auch wenn's regnerisch und kalt ist.
- Regelmäßig ins Museum gehen, um in den Genuss der sieben psychotherapeutischen Funktionen von Kunst zu kommen: Sie weckt Erinnerungen, erlaubt neue Hoffnung, macht Trauer erfahrbar, verhilft zu mehr Ausgeglichenheit, ermöglicht Selbst-Verständnis, inneres Wachstum und Wertschätzung.
- Nie »aus Altersgründen« auf kleine Abenteuer verzichten oder vertraute Aktivitäten aufgeben.
- Den Mittagsschlaf möglichst oft um eine halbe Stunde verkürzen und durch einen Spaziergang ersetzen, auch wenn das Wetter nicht unbedingt dafür spricht.
- Tanzschulkenntnisse auffrischen und bei Gelegenheit ein Tänzchen wagen.

Hör- und Sehgenüsse für die Nerven

- Den Energieschub auskosten, den Mozarts Oper *Don Giovanni* liefert, und zwar besonders in der berühmten Arie *Fin ch'han dal vino*.
- *Take Five* von Dave Brubeck und *Georgia On My Mind* von Ray Charles anhören, um Anwandlungen von Niedergeschlagenheit zu vertreiben.
- Musik aus Kinder- und Jugendtagen herauskramen und in gesunder Nostalgie schwelgen.
- Draußen ganz bewusst die belebende Wirkung von Himmelblau und Naturgrün genießen.
- Das Rentnerdasein nutzen, um ein Instrument zu lernen

und Lieblingsmusik selbst spielen zu können. Für betagte Klavierspieler: Beethovens *Für Elise* ist ein perfektes Anfängerstück!
* Meditationsübungen zum *Requiem* von Gabriel Fauré oder den Chorwerken von Johannes Brahms.

Kleine Tricks für mehr Glückshormone
* Jeden Tag eine kleine Überraschung für mehr Lust, mehr Energie und weniger Heißhungerattacken.
* Regelmäßig lustige Sprüche und Geschichten notieren.
* Tagebuch über große und kleine Glückserlebnisse führen, die sonst allzu schnell vergessen wären.
* Sich über Gedächtnisschwächen mit dem Wissen hinwegtrösten, dass es durchaus gut fürs Wohlbefinden ist, manche Dinge einfach zu vergessen.
* Ohne Selbstvorwürfe ein Eis genießen.
* Zur kostenlosen Grippeimpfung gehen, um den depressiven Schub zu vermeiden, der unweigerlich auf eine Grippe folgt.
* Nasentraining für ein ausgeprägteres Geruchs- und Genussempfinden.

3. Gute-Laune-Tipps für Frauen

Stimmungshebende Ernährung
* Von roten Tellern essen, um dem Gehirn zu signalisieren, dass gemäßigter Appetit ausreicht.
* Brot selbst backen, weil's besser schmeckt und den Geist entspannt.

- Makrelen und Sardinen in den Speiseplan aufnehmen, um ausreichende Vitamin-D-Zufuhr zu gewährleisten.
- Saure Gürkchen, Joghurt und Sauerkraut, weil das den Darm in Schwung bringt und gleichzeitig den Serotoninspiegel erhöht.
- Täglich zwei Tassen schwarzen Tee, um die Gefäße in den Fingern zu weiten und den Adrenalinspiegel zu senken.
- Erbsen, Feldsalat und Brokkoli für ausreichend Folsäure und Top-Serotoninwerte.
- Essen wie einst der alte Epikur als sinnliche Freude ansehen, nicht als reinen Hungerstopper.

Körperliche Bewegung zur Frustabwehr
- Achtsames Tanzen ausprobieren. Begleitmusik ist egal, es geht nur um die Konzentration auf die eigenen Bewegungen.
- So oft und viel wie möglich lachen! Bei wenig Anlass oder viel Schüchternheit Lachyoga machen, weil das Mut macht zu ein bisschen mehr Extrovertiertheit.
- Auf einer Caféterrasse einen Espresso oder Cappuccino trinken und die belebende bis aphrodisische Wirkung genießen.
- Vorhandene Morgensonne für eine Runde Laufen oder Gehen nutzen, um den Schlaf-Wach-Rhythmus zu synchronisieren.
- Sich beim Laufen gut zureden, denn das tut nicht nur gut, sondern steigert auch die Leistung.

Hör- und Sehgenüsse für die Nerven

- Als Soforthilfe gegen Schlappheit *Canzonetta sull'aria* von Wolfgang Amadeus Mozart hören ...
- ... oder die amerikanischen Jazzgrößen Ella Fitzgerald und Dinah Washington ...
- ... oder aber die junge britische Indie-Rock-Sängerin Kate Nash. Je nach Geschmack.
- Aus fünf klangvollen Silben nach Wahl eine kleine Melodie basteln und sie leise oder weniger leise vor sich hin singen oder summen. Meditative Entspannung garantiert.
- Unbeobachtete Momente nutzen und ein paar »i«-Laute aneinanderreihen, denn das bringt ein Lächeln. Zum Vergleich ein paar »u«-Laute aneinanderreihen.
- Im Internet Videos stimmungshebender Outtakes von Schauspielerpatzern und Lachanfälle von Journalisten anschauen.
- Eine Viertelstunde lang ein Bild von Claude Monet betrachten, um in den Genuss des entspannenden *Mohnblumen-Effekts* zu kommen.

Kleine Tricks für mehr Glückshormone

- Einem Chor beitreten, um das Glück gemeinsamen Musizierens zu erleben.
- Politisches, soziales oder spirituelles Engagement zur Steigerung von Stimmung, Motivation und Lebenszufriedenheit.
- Eine Liste aller *wahren* Freunde machen, denn das stimuliert das Gehirn, die Oxytocin-Produktion und die Laune.

- Fünf dieser wahren Freunde lieber möglichst alle zwei Monate treffen, anstatt sich auf Kontaktpflege per *Social Media* zu beschränken.
- Den Vergrößerungsspiegel aus dem Bad verbannen, um morgendlichen Frust zu vermeiden sowie das Risiko, sich auf ein Lifting einzulassen.
- Als kleine Übung in Sachen Dankbarkeit an einem Regentag der Natur Dank sagen.
- Die PERMA-Faktoren für Wohlbefinden und Lebenszufriedenheit zum Anlass für ein paar gute Vorsätze nehmen, als da wären: Positive Emotionen, Engagement, positive Beziehungen/*Relationships*, Sinnhaftigkeit/*Meaning*, Erfolge durch persönliche Leistung/*Accomplishments*.

4. Gute-Laune-Tipps für Männer

Stimmungshebende Ernährung
- Regelmäßig eine Handvoll Pecannüsse, um ausreichende Versorgung mit Omega-3-Fettsäuren sicherzustellen.
- Fleisch, Linsen und Vollkornbrot auf den Speisezettel nehmen, denn das sind wichtige Zinklieferanten.
- Einmal pro Woche eine Büchse Ölsardinen, damit die Magnesiumzufuhr stimmt.
- Regelmäßig ein neues Gericht ausprobieren, um frei nach dem Coolidge-Effekt die Libido in Schwung zu bringen und das Gehirn zu stimulieren.
- Beim Japaner lieber Algen und Pilze als Reisgerichte.
- Mit dem Rauchen aufhören und dadurch gleichzeitig

chronischen Vitamin-D-Mangel beheben und die Serotoninproduktion steigern.

Körperliche Bewegung zur Frustabwehr
• Treppensteigen anstatt Aufzugfahren und zu Fuß anstatt mit dem Auto einkaufen, um die Ausschüttung körpereigener Glückshormone zu stimulieren.
• Beim Sport versuchen, die Bewegungsabläufe zu beschleunigen und gleichzeitig die Gedanken zu entschleunigen.
• Einen nackten Körper auf ein Blatt Papier zeichnen, denn das hilft, die eigene physische Unvollkommenheit besser zu ertragen.
• Mindestens einmal pro Woche ein Fitnessprogramm, das den Körper fordert, aber nicht überfordert.

Hör- und Sehgenüsse für die Nerven
• Langsame, meditative Musikstücke anhören, wie etwa das Klarinettenkonzert von Wolfgang Amadeus Mozart oder die Lieder von Franz Schubert.
• Die herzerwärmend melancholischen Chansons der großen französischen Sängerin Barbara für sich entdecken.
• Ein Musikstück zur persönlichen Antifrusthymne erwählen und in Endlosschleife hören.
• Für einen sofortigen Energieschub die Schlagzeugrhythmen von *Art Blakey and the Messengers* ins Blut gehen lassen; für sofortige Blutdrucksenkung ein Sitarstück von Ravi Shankar anhören.

Kleine Tricks für mehr Glückshormone
- Freunde lachen sehen, ohne sich reflexartig gehemmt oder bedroht zu fühlen.
- *Facial Feedback* üben und an sich selbst beobachten, wie die Mimik die Stimmung beeinflusst.
- *Facebocrastination* rechtzeitig erkennen und bekämpfen, denn sie ist schuld daran, wenn wertvolle Zeit für Posts und Chats in den sozialen Medien draufgeht, anstatt für die Erledigung dringender Aufgaben.
- Das unbewusste Selbstbild positiv verändern durch die Verbesserung des bewussten Selbstbilds.
- Nur Neujahrsvorsätze fassen, die realistisch und schon ab dem 1. Januar in die Tat umsetzbar sind.

Tipps zum Weiterlesen

Amthor, Frank: Das menschliche Gehirn für Dummies. Wiley-VHC, Weinheim 2013.

André, Christophe: Die schöne Kunst des Innehaltens. Durch Meditation zu innerem Frieden finden. Kailash Verlag in der Verlagsgruppe Randomhouse, München 2012.

Gérard, Alain; Remy, Brigitte: Si votre psychothérapie n'avance pas ... Albin Michel, Paris 2015.

Sacks, Oliver: Der einarmige Pianist. Über Musik und das Gehirn. Rowohlt, Reinbek bei Hamburg 2008.

Sacks, Oliver: Drachen, Doppelgänger und Dämonen: Über Menschen mit Halluzinationen. Rowohlt, Reinbek bei Hamburg 2013.

Saldmann, Frédéric: Der beste Arzt sind Sie selbst. Wie Sie sich fast jeden Praxisbesuch ersparen. Goldmann, München 2015

Seligman, Martin: Wie Menschen aufblühen. Die Positive Psychologie des gelingenden Lebens. Kösel, München 2012.

Yalom, Irvin: Existenzielle Psychotherapie. Ed. Humanistische Psychologie, Köln 1989.

Im Buch zitierte Studien

Winter

Syaron Basnet, Ilona Merikanto, Tuuli Lahti et al.: »Seasonal Variations in Mood and Behavior Associate with Common Chronic Diseases and Symptoms in a Population-Based Study.« *Psychiatry Research* 238 (2016) 181–188.

Delia Bornand, Stephen Toovey, Susan S. Jick et al.: »The Risk of New Onset Depression in Association with Influenza – A Population-Based Observational Study.« *Brain, Behavior, and Immunity* 53 (2016) 131–137.

Karine Clément: »Le Microbiote intestinal: un nouvel acteur de la nutrition?« *Cahiers de nutrition et de diététique* (2015) 50 6S22–6S29.

Laura Crucianelli, Valentina Cardi, Janet Treasure et al.: »The Perception of Affective Touch in Anorexia Nervosa.« *Psychiatry Research* 239 (2016) 72–78.

Giovanna Del Grande da Silva, Carolina David Wiener, Luana Porto Barbosa et al.: »Pro-Inflammatory Cytokines and Psychotherapy in Depression: Results from a Randomized Clinical Trial.« *Journal of Psychiatric Research* 75 (2016) 57–64.

Suzanne J. L. Einöther, Matthew Rowson, Johannes G. Ramaekers et al.: »Infusing Pleasure: Mood Effects of the Consumption of a Single Cup of Tea.« *Appetite* 103 (2016) 302–308.

Stephen H. Fairclough, Marjolein van der Zwaag, Elena Spiridon: »Effects of Mood Induction via Music on Cardiovascular Measures of Negative Emotion during Simulated Driving.« *Physiology & Behavior* 129 (2014) 173–180.

Chris Fook Sheng Ng, Andrew Stickley, Shoko Konishi et al.: »Ambient Air Pollution and Suicide in Tokyo, 2001–2011.« *Journal of Affective Disorders,* (2016) 201, 194–202.

Jean-François Landrier. »Vitamine D: sources, métabolisme et mécanismes d'action.« *Cahiers de nutrition et de diététique* (2014) 49, 245–251.

Fu-Dong Li, Fan He, Xiao-Jun et al.: »Tea Consumption is Inversely Associated with Depressive Symptoms in the Elderly: A Cross-Sectional

Study in Eastern China.« *Journal of affective disorders*, (2016) 199, 157–162.

Robert K. McNamara: »Role of Omega-3 Fatty Acids in the Etiology, Treatment, and Prevention of Depression: Current Status and Future Directions.« *Journal of Nutrition & Intermediary Metabolism*, (2016) 5, 96–106.

Susannah E. Murphy, M. Clare O'Donoghue, Erin H.S. Drazich: »Imagining a Brighter Future: The Effect of Positive Imagery Training on Mood, Prospective Mental Imagery and Emotional Bias in Older Adults.« *Psychiatry Research* 230 (2015) 36–43.

Chantal Nederkoorn, Linda Vancleef, Alexandra Wilkenhöner et al.: »Self-inflicted Pain out of Boredom.« *Psychiatry Research* 237 (2016) 127–132.

Celia O'Hare, Vincent O'Sullivan, Stephen Flood et al.: »Seasonal and Meteorological Associations with Depressive Symptoms in Older Adults: A Geo-Epidemiological Study.« *Journal of Affective Disorders* 191 (2016) 172–179.

Olivia I. Okereke, Ankura Singh: »The Role of Vitamin D in the Prevention of Late-Life Depression.« *Journal of Affective Disorders* 198 (2016) 1–14.

Uttam K. Raheja, Sarah H. Stephens, Braxton D. Mitchel: »Seasonality of Mood and Behavior in the Old Order Amish.« *Journal of Affective Disorders* 147 (2013) 112–117.

Christian Rémésy, Fanny Leenhardt, Anthony Fardet: »Donner un nouvel avenir au pain dans le cadre d'une alimentation durable et préventive.« *Cahiers de nutrition et de diététique* (2015) 50, 39–46.

Wenwei Ren, Yingying Gu, Lin Zhu et al.: »The Effect of Cigarette Smoking on Vitamin D Level and Depression in Male Patients with Acute Ischemic Stroke.« *Comprehensive Psychiatry* 65 (2016) 9–14.

Bettina Stemer, Andreas Melmer, Dietmar Fuchs et al.: »Bright Versus Dim Ambient Light Affects Subjective Well-Being but not Serotonin-Related Biological Factors.« *Psychiatry Research* 229 (2015) 1011–1016.

Viren Swami: »Illustrating the Body: Cross-Sectional and Prospective Investigations of the Impact of Life Drawing Sessions on Body Image.« *Psychiatry Research* 235 (2016) 128–132.

Karen S. van den Berg, Radboud M. Marijnissen, Rob H.S. van den Brink et al.: »Vitamin D Deficiency, Depression Course and Mortality: Longitudinal Results from the Netherlands Study on Depression in Older Persons (NESDO).« *Journal of Psychosomatic Research* 83 (2016) 50–56.

Tatjana van Strien, Hanna Konttinen, Judith R. Homberg et al.: »Emotional Eating as a Mediator between Depression and Weight Gain.« *Appetite* 100 (2016) 216–224.

Davy Vancampfort, Roselien Buys, Pascal Sienaert et al.: »Validity of the 6 min Walk Test in Outpatients with Bipolar Disorder.« *Psychiatry Research* 230 (2015) 664–667.

Doy Yung Ma, Wei Hung Chang, Mei Hung Chi et al.: »The Correlation between Perceived Social Support, Cortisol and Brain Derived Neurotrophic Factor Levels in Healthy Women.« *Psychiatry Research* 239 (2016) 149–153.

Wenfeng Zhu, Qunlin Chen, Chaoying Tang et al.: »Brain Structure Links Everyday Creativity to Creative Achievement.« *Brain and Cognition* 103 (2016) 70–76.

Frühling

Krystine Irene Batcho, Simran Shikh: »Anticipatory Nostalgia: Missing the Present Before It's Gone.« *Personality and Individual Differences* 98 (2016) 75–84.

Kathryn Elizabeth Cairns, Marie Bee Hui Yap, Pamela Doreen Pilkington et al.: »Risk and Protective Factors for Depression that Adolescents Can Modify: A Systematic Review and Meta-Analysis of Longitudinal Studies.« *Journal of Affective Disorders* 169 (2014) 61–75.

V. Carfora, D. Caso, M. Conner: »The Role of Self-Identity in Predicting Fruit and Vegetable Intake.« *Appetite*, (2016) 106, 23–29.

Eric Finzi, Norman E. Rosenthal: »Emotional Proprioception: Treatment of Depression with Afferent Facial Feedback.« *Journal of Psychiatric Research* 80 (2016) 93–96.

Fay A. Guarraci, Jessica L. Bolton: »›Sexy stimulants‹: The Interaction between Psychomotor Stimulants and Sexual Behavior in the Female Brain.« *Pharmacology, Biochemistry and Behavior* 121 (2014) 53–61.

Alexandra Linnemann, Jana Strahler, Urs M. Nater: »The Stress-reducing Effect of Music Listening Varies Depending on the Social Context.« *Psychoneuroendocrinology* 72 (2016) 97–105.

Xiaoqin Liu, YingYan, Fang Li et al.: »Fruit and Vegetable Consumption and the Risk of Depression: A Meta-Analysis.« *Nutrition* 32 (2016) 296–302.

Ashley M. McCune, Jennifer D. Lundgren: »Bright Light Therapy for the Treatment of Night Eating Syndrome: A Pilot Study.« *Psychiatry Research* 229 (2015) 577–579.

Wido G. M. Oerlemans, Arnold B. Bakker: »Why Extraverts Are Happier: A Day Reconstruction Study.« *Journal of Research in Personality* 50 (2014) 11–22.

Ilona Papousek, Günter Schulter, Christian Rominger et al.: »The Fear of

Other Persons' Laughter: Poor Neuronal Protection Against Social Signals of Anger and Aggression.« *Psychiatry Research* 235 (2016) 61–68.

Bryan Raudenbush, August Capiola:»Physiological Responses of Food Neophobics and Food Neophilics to Food and Non-Food Stimuli.« *Appetite* 58 (2012) 1106–1108.

Leonie Reutner, Oliver Genschow, Michaela Wänke:»The Adaptive Eater: Perceived Healthiness Moderates the Effect of the Color Red on Consumption.« *Food Quality and Preference* 44 (2015) 172–178.

Nuria Romero, Alvaro Sanchez, Carmelo Vázquez et al.:»Explicit Self-Esteem Mediates the Relationship between Implicit Self-Esteem and Memory Biases in Major Depression.« *Psychiatry Research* 242 (2016) 336–344.

Eva Schötz, Simone Otten, Marc Wittmann et al.:»Time Perception, Mindfulness and Attentional Capacities in Transcendental Meditators and Matched Controls.« *Personality and Individual Differences* 93 (2016) 16–21.

Natalie K. Skead, Shane L. Rogers:»Running to Well-Being: A Comparative Study on the Impact of Exercise on the Physical and Mental Health of Law and Psychology Students.« *International Journal of Law and Psychiatry*, (2016) 49 A, 66–74.

Elisa Ventura-Aquino, Jorge Baños-Araujo, Alonso Fernández-Guasti:»An Unknown Male Increases Sexual Incentive Motivation and Partner Preference: Further Evidence for the Coolidge Effect in Female Rats.« *Physiology & Behavior* 158 (2016) 54–59.

Dan Wang, Jun-Xia Zhai, Dian-Wu Liu:»Serum Folate Levels in Schizophrenia: A Meta-Analysis.« *Psychiatry Research* 235 (2016) 83–89.

Sommer

Yann Cornil, Pierre Chandon:»Pleasure as an Ally of Healthy Eating? Contrasting Visceral and Epicurean Eating Pleasure and their Association with Portion Size Preferences and Wellbeing.« *Appetite* 104 (2016) 52–59.

Rui M. Costa, Tânia F. Oliveira, José Pestana:»Self-Transcendence is Related to Higher Female Sexual Desire.« *Personality and Individual Differences* 96 (2016) 191–197.

R. Eccles, L. Du-Plessis, Y. Dommels et al.:»Cold Pleasure. Why We Like Ice Drinks, Ice-Lollies and Ice Cream.« *Appetite* 71 (2013) 357–360.

Jessica Finlay, Thea Franke, Heather McKay et al.:»Therapeutic Landscapes and Well-Being in Later Life: Impacts of Blue and Green Spaces for Older Adults.« *Health & Place* 34 (2015) 97–106.

Enrique Octavio Flores Gutiérrez, Víctor Andrés Terán Camarena: »Music Therapy in Generalized Anxiety Disorder.« *The Arts in Psychotherapy* 44 (2015) 19–24.

Ilana S. Hairston, Roni Shpitalni: »Procrastination is Linked with Insomnia Symptoms: The Moderating Role of Morningness-Eveningness.« *Personality and Individual Differences* 101 (2016) 50–56.

W. Kim Halford, Christopher A. Pepping, Peter Hilpert et al.: »Immediate Effect of Couple Relationship Education on Low-Satisfaction Couples: A Randomized Clinical Trial Plus an Uncontrolled Trial Replication.« *Behavior Therapy* 46 (2015) 409–421.

Kevin Kantono, Nazimah Hamid, Daniel Shepherd et al.: »Listening to Music Can Influence Hedonic and Sensory Perceptions of Gelati.« *Appetite* 100 (2016) 244–255.

Tae-Hee Kim, Ji-young Choi, Hae-Hyeog Lee et al.: »Associations between Dietary Pattern and Depression in Korean Adolescent Girls.« *Journal of Pediatric and Adolescent Gynecology*, 28 (2015) 533–537.

Pao-Yen Lin, Yu-Chi Huang, Chi-Fa Hung: »Shortened Telomere Length in Patients with Depression: A Meta-analytic Study.« *Journal of Psychiatric Research* 76 (2016) 84–93.

Adrian Meier, Leonard Reinecke, Christine E. Meltzer: »›Facebocrastination‹? Predictors of Using Facebook for Procrastination and its Effects on Students' Well-Being.« *Computers in Human Behavior* 64 (2016) 65–76.

Jacob D. Meyer, Kelli F. Koltyn Aaron J. Stegner et al.: »Influence of Exercise Intensity for Improving Depressed Mood in Depression: A Dose-Response Study.« *Behavior Therapy* 47 (2016) 527–537.

Maarten Milders, Stephen Bell, Emily Boyd: »Reduced Detection of Positive Expressions in Major Depression.« *Psychiatry Research* 240 (2016) 284–287.

Shigehiro Oishi, Thomas Talhelm, Minha Lee: »Personality and Geography: Introverts Prefer Mountains.« *Journal of Research in Personality* 58 (2015) 55–68.

Kimberly Palmer, Suzete Chiviacowsky, Gabriele Wulf: »Enhanced Expectancies Facilitate Golf Putting.« *Psychology of Sport and Exercise* 22 (2016) 229–232.

Jiyoung Park, David Seungjae Lee, Holly Shablack et al.: »When Perceptions Defy Reality: The Relationships between Depression and Actual and Perceived Facebook Social Support.« *Journal of Affective Disorders* 200 (2016) 37–44.

René T. Proyer, Fabian Gander, Sara Wellenzohn et al.: »Nine Beautiful Things: A Self-administered Online Positive Psychology Intervention on the Beauty in Nature, Arts, and Behaviors Increases Happiness and Ameliorates Depressive Symptoms.« *Personality and Individual Differences* 94 (2016) 189–193.

Deirdre A. Robertson, Rose Anne Kenny: »›I'm too old for that‹ – The Association between Negative Perceptions of Aging and Disengagement in Later Life.« *Personality and Individual Differences*, (2016) 100, 114–119.

Andrea J. Sell: »Applying the Intentional Forgetting Process to Forgiveness.« *Journal of Applied Research in Memory and Cognition* 5 (2016) 10–20.

Saulo Sirigatti, Ilaria Penzo, Enrichetta Giannetti et al.: »Relationships between Humorism Profiles and Psychological Well-Being.« *Personality and Individual Differences* 90 (2016) 219–224.

Hillary L. Smith, Berta J. Summers, Kirsten H. Dillon et al.: »Hostile Interpretation Bias in Depression.« *Journal of Affective Disorders* 203 (2016) 9–13.

Walter Swardfager, Nathan Herrmann, Roger S. McIntyre et al.: »Potential Roles of Zinc in the Pathophysiology and Treatment of Major Depressive Disorder.« *Neuroscience and Biobehavioral Reviews* 37 (2013) 911–929.

Judy L. Van Raalte, Andrew Vincent, Britton W. Brewer: »Self-Talk: Review and Sport-Specific Model.« *Psychology of Sport and Exercise* 22 (2016) 139–148.

Heather Cleland Woods, Holly Scott: »Sleepyteens: Social Media Use in Adolescence is Associated with Poor Sleep Quality, Anxiety, Depression and Low Self-esteem.« *Journal of Adolescence* 51 (2016) 41–49.

Bin Yu, Haiyan He, Qing Zhang et al.: »Soft Drink Consumption is Associated with Depressive Symptoms Among Adults in China.« *Journal of Affective Disorders* 172 (2015) 422–427.

Herbst

Laith Al-Shawaf, David M. G. Lewis, Thomas R. Alley et al.: »Mating Strategy, Disgust, and Food Neophobia.« *Appetite* 85 (2015) 30–35.

Rose Bennington, Amy Backos, Jennifer Harrison et al.: »Art Therapy in Art Museums: Promoting Social Connectedness and Psychological Well-Being of Older Adults.« *The Arts in Psychotherapy* 49 (2016) 34–43.

E. Diener, D. Wirtz, W. Tov et al.: »New Measures of Well-Being: Flourishing and Positive and Negative Feelings.« *Social Indicators Research*, 39 (2), (2009) 247–266.

Tobias Esch, Gerald José, Christine Gimpel et al.: Die Flourishing Scale (FS) von Diener et al. liegt in einer autorisierten deutschen Fassung

(FS-D) vor: Einsatz bei einer Mind-Body-medizinischen Fragestellung, *Forschende Komplementärmedizin* 29, (2013), S. 267–275.

Dennis Grevenstein, Corina Aguilar-Raab, Jochen Schweitzer et al.: »Through the Tunnel, to the Light: Why Sense of Coherence Covers and Exceeds Resilience, Optimism, and Self-Compassion.« *Personality and Individual Differences* 98 (2016) 208–217.

Jamie Marich, Terra Howell: »Dancing Mindfulness: a Phenomonological Investigation of the Emerging Practice.« *Explore*11 (2015) 346–356.

Takako Miki, Takeshi Kochi, Keisuke Kuwahara: »Dietary Patterns Derived by Reduced Rank Regression (RRR) and Depressive Symptoms in Japanese Employees: The Furukawa Nutrition and Health Study.« *Psychiatry Research* 229 (2015) 214–219.

Sophie Miquel-Kergoat, Veronique Azais-Braesco, Britt Burton-Freeman: »Effects of Chewing on Appetite, Food Intake and Gut Hormones: A Systematic Review and Meta-Analysis.« *Physiology & Behavior* 151 (2015) 88–96.

Lynda Moorcroft, Dianna T. Kenny, Jennifer Oates: »Vibrato Changes Following Imagery.« *Journal of Voice*, (2015) Vol. 29, No. 2, pp. 182–190.

Masria Mustafa, Norazni Rustam, Rosfaiizah Siran: »The Impact of Vehicle Fragrance on Driving Performance: What Do We Know?« *Procedia – Social and Behavioral Sciences* 222 (2016) 807–815.

Marine Naudin, Boriana Atanasova: »Olfactory Markers of Depression and Alzheimer's Disease.« *Neuroscience and Biobehavioral Reviews* 45 (2014) 262–270.

Martin Prätzlich, Joe Kossowsky, Jens Gaab et al.: »Impact of Short-Term Meditation and Expectation on Executive Brain Functions.« *Behavioural Brain Research* 297 (2016) 268–276.

Sarah Schumacher, Robert Miller, Lydia Fehm et al.: »Therapists' and Patients' Stress Responses During Graduated Versus Flooding in Vivo Exposure in the Treatment of Specific Phobia: A Preliminary Observational Study.« *Psychiatry Research* 230 (2015) 668–675.

Anat Shoshani, Sarit Steinmetz, Yaniv Kanat-Maymon: »Effects of the Maytiv Positive Psychology School Program on Early Adolescents' Well-Being, Engagement, and Achievement.« *Journal of School Psychology* 57 (2016) 73–92.

Andrew Stickley, Chris Fook Sheng Ng, Yosuke Inoue et al.: »Birthdays are Associated with an Increased Risk of Suicide in Japan: Evidence from 27,007 Deaths in Tokyo in 2001–2010.« *Journal of Affective Disorders* 200 (2016) 259–265.

Binod Thapa Chhetry, Adrienne Hezghia, Jeffrey M. Miller et al.:

»Omega-3 Polyunsaturated Fatty Acid Supplementation and White Matter Changes in Major Depression.« *Journal of Psychiatric Research* 75 (2016) 65–74.

Annemieke J.M. van den Tol: »The Appeal of Sad Music: A Brief Overview of Current Directions in Research on Motivations for Listening to Sad Music.« *The Arts in Psychotherapy* 49 (2016) 44–49.

Villieux, A., Sovet, L., Jung, S.-C. et al.: »Psychological Flourishing: Validation of the French Version of the Flourishing Scale and Exploration of its Relationships with Personality Traits.« *Personality and Individual Differences*, 88–1 (2016), 1–5.

Daniel Weinstein, Jacques Launay, Eiluned Pearce et al.: »Singing and Social Bonding: Changes in Connectivity and Pain Threshold as a Function of Group Size.« *Evolution and Human Behavior* 37 (2016) 152–158.

Danksagung

Für ihre ermutigende Unterstützung, ihren guten Rat, ihre Hilfe, ihr treues Vorbild und ihre Freundschaft danke ich

Laurent Laffont
Karina Hocine
Anne Pidoux

Dekan Philippe Ruszniewski
Dekan Gérard Friedlander
Prof. Jean Adès, Prof. Henri Lô, Prof. Jean-Pierre Olié

Jean-Claude Saada

Dr. Frédéric Saldmann

Sylvie Dauverné danke ich für ihre Kompetenz sowie ihre unerschöpfliche Geduld und Freundlichkeit während der Arbeit an diesem Text.

Textnachweise

S. 23: Albert Camus: Hochzeit des Lichts, Heimkehr nach Tipasa, dtv München 1994, S. 81, © der deutschsprachigen Ausgabe bei Arche Literatur Verlag AG, Zürich-Hamburg 1954, 2013, © der französischsprachigen Ausgabe bei Editions Gallimard, Paris, 1950, pour NOCES, © Editions Gallimard, Paris, 1954, pour L'ÉTÉ © Editions Gallimard, Paris, 1959, pour NOCES suivi de L'ÉTÉ.

S. 74: Winterzauber mit Arthur Rimbaud, Gedicht »Rêvé pour l'hiver/Für den Winter geträumt« in: Arthur Rimbaud: Sämtliche Dichtungen. Zweisprachige Ausgabe, Übersetzung: Thomas Eichhorn. dtv München, 2. Auflage, 2002, S. 71, © Rimbaud Verlag 1989.

S. 105: Frühlingserwachen mit Jacques Brel, »Le Printemps«. Deutsche Fassung »Im Frühling«, übersetzt von Stefan Göritz, gesungen von Gisela May, http://lyrics.wikia.com/wiki/Gisela_May:Im_Fr%C3%BChling

S. 129: Ein Juniabend mit Arthur Rimbaud, Gedicht »Roman« in: Arthur Rimbaud: Sämtliche Dichtungen. Zweisprachige Ausgabe, Übersetzung: Thomas Eichhorn. dtv München, 2. Auflage, 2002, S. 65, © Rimbaud Verlag 1989.

S. 198: Ein Sommertag mit Arthur Rimbaud, Gedicht »Sensation/Empfindung« in: Arthur Rimbaud: Sämtliche Dichtungen. Zweisprachige Ausgabe, Übersetzung: Thomas Eichhorn. dtv München, 2. Auflage, 2002, S. 15, © Rimbaud Verlag 1989.

S. 213: Albert Camus: Hochzeit des Lichts, Heimkehr nach Tipasa, dtv München 1994, S. 81, © s. o.

S. 264: Les Feuilles Mortes, Die welken Blätter – Wolf Biermanns Adaption von Jacques Prévert, aus Wolf Biermanns Album »Die Welt ist schön«, © Wolf Biermann 1985.

Wir haben uns bemüht, sämtliche Rechteinhaber ausfindig zu machen. Sollte es uns in Einzelfällen nicht gelungen sein, werden wir sie selbstverständlich gerne bei Folgeauflagen berücksichtigen.